当直でよく診る
骨折・脱臼・捻挫

帝京大学医学部整形外科学教授
渡部欣忍 著

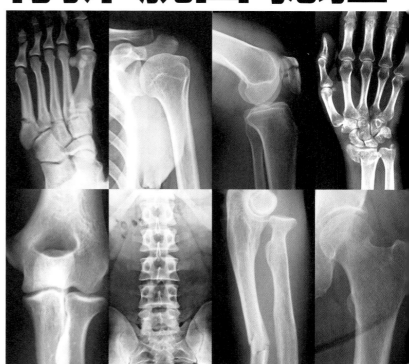

日本医事新報社

序文にかえて
30年前の頼りない研修医へのプレゼント

　本書は，整形外科を専門にはしないけれど，当直などで整形外傷の初期治療をしなければならない医師をメインの読者として書かれています。また，比較的重症度の低い整形外傷の診断や治療を概観するためのマニュアルでもあるので，整形外科をめざす初期研修医にとっても有用な書籍になるかもしれません。

　日本医事新報社の編集部から，「整形外科を専門にしない医師向けの当直マニュアル」を書いてもらえないかというお話があったとき，私の正直な気持ちは，「そのような書籍は，今ではいっぱいあるんじゃないの？」でした。

　ちょうど30年前に，私は16名の同僚とともに，ノイヘレンとして医師の歩みをはじめました。多くの大学病院がそうであったように，大学附属病院で外傷を学ぶ機会は決して多いとはいえませんでした。しかし，医師になって半年も経てば，一人で当直業務はしなければなりませんでした。当時は現在と比べて，図や写真が豊富な書籍は少なかったし，勿論インターネットなんていう便利なものはありません。研修医を終えて出向した関連病院で，整形外傷をはじめて学ぶという人も多かった時代でした。

　救急車が来ないかとビクビクしながら，はじめて一人で当直をしたのが，まるで昨日のことのようです。Common fractureはもとより，打撲や捻挫といった簡単な外傷ですら，診察の仕方も，X線写真の見方も，初期治療も自信がなかった頼りない30年前の自分です。そんな自分への贈り物のつもりで，本書を執筆することにしました。

　疾患の概要・診断・治療法を列記するという一般的な教科書は，本書よりずっと詳しいものが多数出版されています。頭の良い人は，文字を読むことで疾患を理解して対応できるのですが，私のような凡人は，実際に診療を経験して，先輩から叱られて，はじめて文章で書かれた内容を理解できるようになったのではないかと思うのです。そこで，本書は，一般的な教科書と，私のような鈍くさい医師との間を補完できるような書籍にしたつもりです。

整形外科医を目指している研修医・万里小路尚子（までのこうじ・しょうこ）を主人公にして，彼女を指導する整形外科から救急科へ出向中の指導医・猪熊亮一（いのくま・りょういち）と，それを取り巻く医師やナースとの対話を中心に話を展開しています．疾患と患者さんについては，もとになる外傷モデルは当然ありますが，受傷状況や年齢，ときには性別も変えてあります．医師，コメディカル，家族，友人などを含めて数名の登場人物が出てきますが，いずれも特定のモデルを想定していません．

　また，どんな分野でも専門家になればなるほど，例外事項やあいまい事項が多くなります．その結果，すべてをできるだけ正確に記そうとして，結局，初心者には難しくなって焦点がずれてしまいます．本書は，独断と偏見で難しい話はすっ飛ばして，簡略化して話を進めています．細かいところは概略を知ってから勉強する方が効率的でもあります．

　できるだけ多くの図と写真を入れたので，わかりやすくなっていると思います．特に，図の作成はかなり大変な作業だったようで，対応してくださった皆様にこの場を借りて深謝いたします．

　若い先生達や外科系当直をされる先生達が，当直の合間にでも手に取って読んでくだされば幸いです．また，本書を読んで，整形外科や整形外傷に興味をもってくださる学生や研修医が増えれば，それ以上の喜びはありません．

　平成29年4月14日

渡部欣忍

目次

第1章 股関節・大腿骨

- 基礎知識 …………………………………… 2
- 転倒から数日後の股関節痛 ……………… 5
- 転倒後に立てなくなった高齢女性 ……… 17
- 外傷歴のない股関節痛 …………………… 26
- ランニング中の股関節痛 ………………… 31

第2章 膝関節・下腿骨

- 基礎知識 …………………………………… 35
- サッカー中の受傷による膝痛 …………… 42
- 着地時に膝を捻って受傷 ………………… 46
- 風呂場で転倒、膝を打撲 ………………… 54
- 転倒後の下腿痛 …………………………… 61
- 受傷後数日たってからの膝腫脹 ………… 65
- 階段から落ちて受傷、立位不能 ………… 70

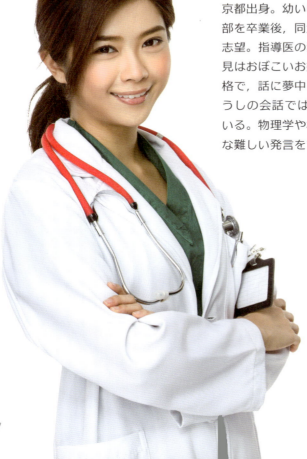

初期研修医

万里小路 尚子（までのこうじ・しょうこ　24）

京都出身。幼い頃，カナダに住んでいた。東京都内の大学医学部を卒業後，同大学で研修を受けている。将来は整形外科医を志望。指導医の猪熊亮一は，大学のバドミントン部の先輩。外見はおぼこいお嬢さんで，巻き髪ポニーテール。天真爛漫な性格で，話に夢中になると亮一にタメ口をきく。また，関西人どうしの会話では京都弁が出る。外見とは裏腹によく勉強している。物理学や材料力学に造詣が深く，時々ビックリするような難しい発言をする。「ちょびっと」が口癖。

第3章 足関節・足

- 基礎知識 …………………………… 75
- 足関節の捻挫 ……………………… 82
- 足部の腫脹と皮下出血 …………… 93
- 足部外側の圧痛 …………………… 101
- 足関節後方の激痛 ………………… 109
- 足関節の強い変形と腫脹 ………… 114
- 高所から落下して踵部を受傷 …… 117

第4章 肩関節・上腕骨

- 基礎知識 …………………………… 125
- 転倒後の肩の激痛 ………………… 130
- 男児が鉄棒から落下して肩を打撲 …… 141
- 重い物を持った後の上腕の違和感 …… 143
- 突然の痛みで肩が動かせない ……… 147
- 高齢女性、転倒後の肩痛 …………… 151
- バイク で転倒、肩痛と運動制限 …… 155
- ロードバイクで転倒、肩を打撲 …… 160

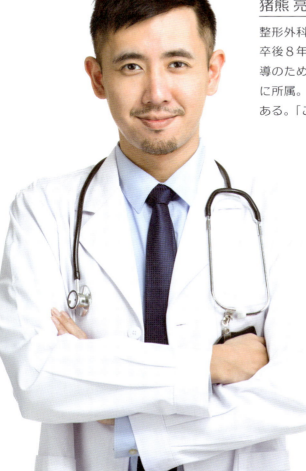

指導医

猪熊 亮一（いのくま・りょういち　34）

整形外科医。東京都出身。尚子と同じ大学を卒業。卒後8年目で大学の救命センターへ整形外傷の指導のために出向中。高校・大学とバドミントン部に所属。全学の日本チャンピオンになったこともある。「ご名答」が口癖。

第5章 肘関節・前腕骨

- 基礎知識 …………………… 165
- 転んで手を突き、肘を痛めた男性 …… 169
- 上腕骨顆上骨折 …………………… 174
- 上肢を動かさない幼児 …………………… 180
- 肘関節の脱臼 …………………… 188
- 転倒して肘を打撲 …………………… 192
- 腕を動かさない認知症患者 ………… 195

第6章 手関節・手

- 基礎知識 …………………… 199
- 転倒時に手を突いて受傷 …………… 205
- パンチによる手背部痛 …………… 217
- 手関節痛（腫脹・変形なし）………… 227
- 野球選手の手掌の疼痛 …………… 231
- 子供の手関節痛 …………………… 234
- 急に手首が動かなくなった！……… 236

藤崎 晋太郎（ふじさき・しんたろう　34）

整形外科医。東京都出身。スポーツ整形のうち膝・足の関節外科医を担当。

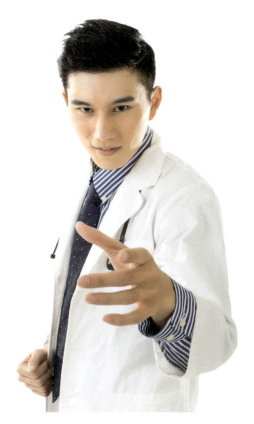

大野 翔平（おおの・しょうへい　36）

救急医。大阪出身。バリバリの大阪弁を使う。

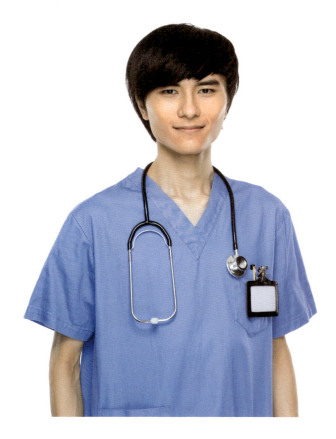

第7章
脊椎・体幹

基礎知識	241
追突事故による頚椎・腰椎捻挫	250
側胸部の打撲	261
受傷機転不明の左胸部痛	265
高齢女性の背部痛	272
鎖骨骨折	279

津村 珠子（つむら・たまこ　24）
救急室付きのナース

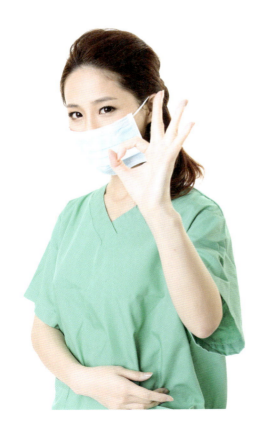

当直でよく診る
骨折・脱臼・捻挫

1 股関節・大腿骨

2 膝関節・下腿骨

3 足関節・足

4 肩関節・上腕骨

5 肘関節・前腕骨

6 手関節・手

7 脊椎・体幹

1 股関節・大腿骨

解剖

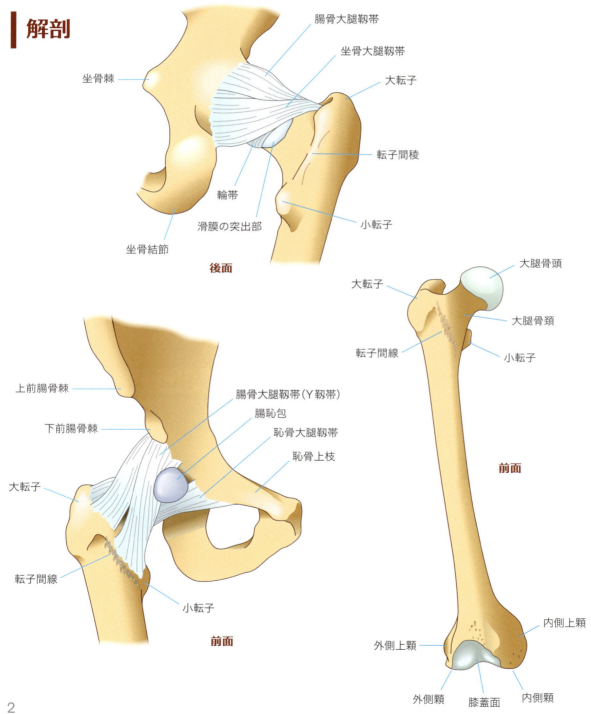

X線単純写真と骨の名称

- 股関節のX線写真をオーダーするのは，殿部・股関節部の疼痛を訴えて来院された場合がほとんどなので，どこを撮影したらよいか迷うことは少ないでしょう。一番多いケースは，大腿骨頚部骨折と大腿骨転子部骨折を疑う場合です。
- 学生向けの教科書には，大腿骨頚部内側骨折と外側骨折という用語が今でもよく用いられていますが，整形外科では前者を**大腿骨頚部骨折**，後者を**大腿骨転子部骨折**と呼ぶことが多くなりました。
- 腰痛を訴える患者さんで，腰椎の椎体骨折（これも以前は脊椎圧迫骨折という名称が用いられていましたが，最近は**椎体骨折**と呼ばれることも増えています）などを疑って，腰椎2方向や腰椎4方向撮影をオーダーする時には，両股関節正面像も追加しておく（あるいは，腰椎正面像はKUBで撮影してもらう）のが有用です。救急や初診の場では，股関節の正面像（あるいはKUB像）の1枚を追加撮影することで，情報量が圧倒的に増え，股関節周囲の骨折の見逃しが少なくなるからです。

1 股関節・大腿骨 ◆ 基礎知識

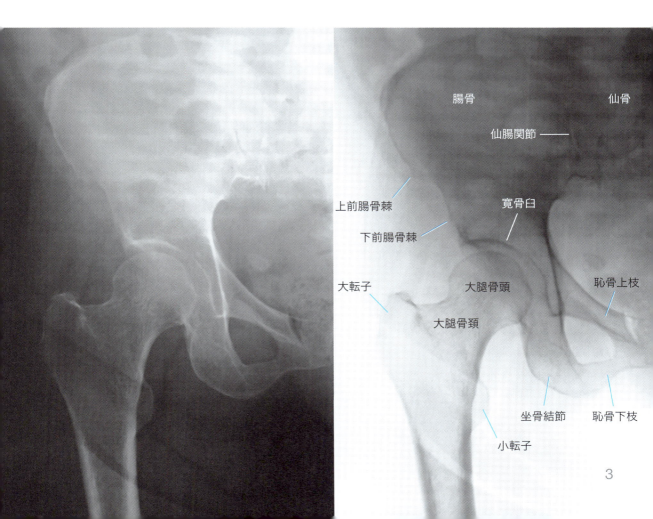

股関節のX線検査オーダー

- **骨折が疑われる場合 ➡ 両股関節正面，両股関節軸位**

  股関節周囲の骨折では，ラウエンシュタイン像は避けた方がよいでしょう。股関節を開排して撮影しなければならないので，患者さんが痛いからです。

  骨折を見逃さないためには，両側撮影がよいです。

  小転子は後方に位置するので，正しく撮影された正面像では小転子は小さくしか写りません。これが大きく写っている場合は，股関節が外旋していることを意味します。頚部骨折では股関節を内旋位（小転子が小さく写る）で撮影した方がよくわかります。

- **骨折が疑われない場合 ➡ 両股関節正面，両股関節側面（ラウエンシュタイン像）または軸位像で撮影**

股関節の可動域

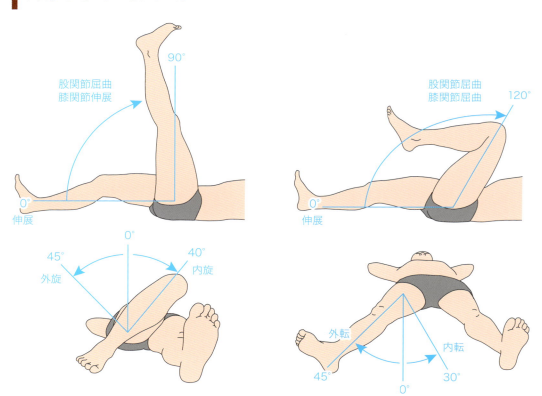

- 内旋は膝蓋骨（お皿）が内側を向く方向，外旋は外側を向く方向と覚えるとよいです。正しくは腹臥位で測定します。

1 股関節・大腿骨 ｜ 症例 1

転倒から数日後の股関節痛

60歳，女性。玄関前で転倒して左殿部を打撲した。直後から殿部痛を自覚していたが，立位・歩行は可能だった。4日後の今日，安静時痛はないものの，立位・歩行すると左股関節痛があるため心配になり，受診した。既往歴は糖尿病で服薬中。

診察所見

―― 患者は院内の車いすに乗って，診察室に入ってきた。巻き髪ポニーテールをゆらしながら，研修医・万里小路 尚子は受傷状況を聞き，さらに情報収集を続けている。

尚子：どこが一番痛みますか？
患者：あしが痛いです。
尚子：あしというのは，（手を当てながら）このあたりのお尻の周りと大腿部ですね。
患者：そうです。はじめはそんなには痛くなかったんですが，日に日にひどくなって，歩けなくなってきました。
尚子：立てますか？
患者：今は，立つのはつらいです。
尚子：では診察いたしますので，ベッドの上に仰向けになってください。

―― 看護師・津村珠子に助けられて，患者はベッドの上に仰臥位の体勢をとった。尚子は，患者の股関節から大腿にかけて診察した。局所にハッキリとした腫脹はないが，Scarpa三角（図1）に圧痛がある。股関節を外転，屈曲させようとすると疼痛を訴える。立って患側に荷重をかけるのは難しそうである。尚子は，hip fracture（大腿骨頚部骨折や転子部骨折）を想定してX線検査を行うことにした。

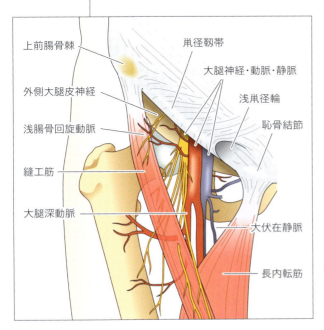

図1 Scarpa三角（大腿三角）
長内転筋，縫工筋，鼠径靱帯に囲まれた部分。大腿静脈，大腿動脈，大腿神経が通り，それらの後ろに大腿骨頭がある。股関節疾患ではこの部に圧痛がある。

尚子：レントゲン写真を撮影して，骨折があるかどうかをみてみますね。
患者：わかりました。よろしくお願いします。

X線で左右の間違い探し

── 患者は車いすに乗り，津村珠子ナースの先導でレントゲン室へ向かった。数分後，電カルでX線写真が確認できるようになった。尚子は，画像を食い入るように見ながら，首をひねっている。尚子の後ろに立った指導医の猪熊亮一も，X線写真をのぞき込んでいる。

亮一：大腿骨頸部骨折か？
尚子：臨床経過と局所所見からは骨折が疑わしいんですけど，X線写真では骨折はないように見えます（**図2**）。どうなんでしょうか？

図2　股関節正面像。一見，骨折はないように見えるが…

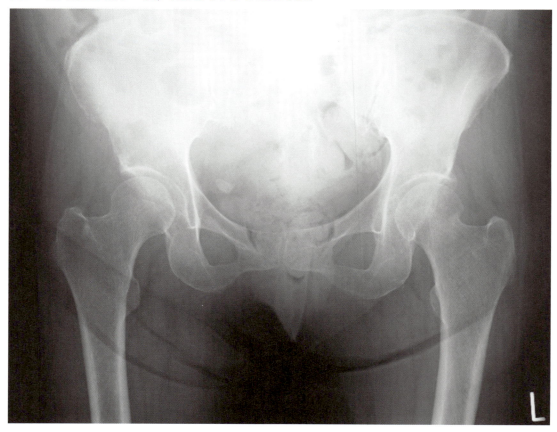

―― 亮一は画面を一瞥してキッパリと言いきった。

亮一：外反陥入型の大腿骨頸部骨折だ。

尚子：ほほーう，骨折！　画像のどこを見ればいいの？

亮一：これは，尚子には難しすぎる。左の大腿骨頭から頸部の辺縁を見てごらん。内側は連続性があるだろう。かつ，左右差はほとんどない。

尚子：そうですね。

亮一：頸部の外側も連続性があるようにみえるが，骨頭と頸部の境目のところを見ると，二重に見えるところがあるだろう。左右を見比べると，左の骨頭がほんの少しだけど外反しているのがわかる。これは骨頭が頸部に噛み込んでいる所見だよ（図3）。

尚子：なるほど。なんかチョビッとわかったような気がしてきた。

亮一：普通の外反陥入型骨折では，外側皮質の骨折線がもっとよく見えるし，頸部の内側にも骨折線があることが多いので（図4），もう少しわかりやすい。このケースでは内側の骨折線は見えないね。

図3　拡大すると，大腿骨頭と頸部の境目が二重に見える

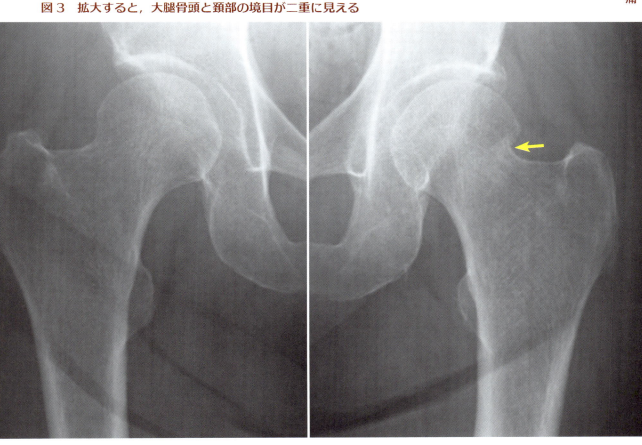

―― 尚子は，デスクにおいてあった『大腿骨頚部／転子部骨折診療ガイドライン』を手に取り，話を続ける．

尚子：ガイドラインでは，大腿骨頚部骨折は転位の程度によって非転位型と転位型骨折に分けるって書いてあります．
亮一：ガイドラインを読んだのか？
尚子：斜め読みですけどね．
亮一：熱でもあるのか？
尚子：勉強熱心な美人研修医ですからね（笑）．ガイドラインくらい読んでて当然ですよ！　でも，このケースは私には診断できませんでした．
亮一：頚部骨折や転子部骨折を疑う場合には，正面像も側面像も両側を撮影するのがいい．慣れないうちは，左右の間違い探しをして，おかしいところを見つけるという訓練をすることだ．
尚子：小児の骨折でも同じですね．
亮一：そうだ．しっかり骨折しているような例なら，左右の間違い探しをすれば，尚子でもたいてい診断できる．

図4　左大腿骨頚部骨折（外反陥入型）Garden stage Ⅰの例

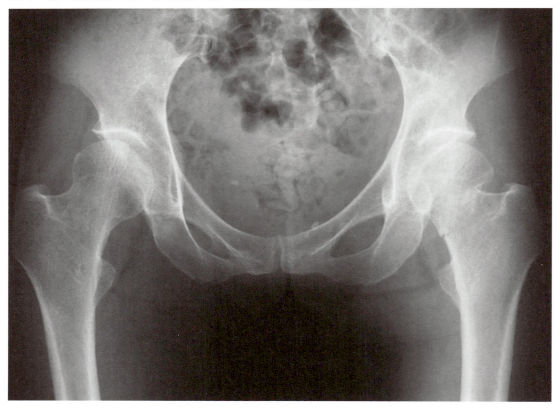

尚子：今回はダメでした。

亮一：今回のケースは，外反陥入型（Garden stage I；図4）っていう骨折型があることと，そのレントゲン写真がどう見えるのかを知っていないと，診断できない。勉強と経験の両方が大切なんだ。

尚子：よくわかりました。ところで，この患者さんの治療はどうなるん？

亮一：非転位型の大腿骨頚部骨折をどう治療するかということだね。

尚子：転位型に対しては，もちろん手術療法だと思うのですが。

亮一：非転位型骨折を手術せずに保存的に治療した場合，20～30％の例で経過中に転位するといわれている。

尚子：せっかくずれてないのに，転位したら大変やん！

亮一：非転位型頚部骨折は，ピンやスクリューで固定する比較的侵襲が少ない骨接合術で治療できる。かつ，治療成績は非常に良い。一方で，転位型頚部骨折には，より侵襲の大きい人工骨頭置換術を要する。だから，非転位型骨折でも積極的に手術治療すべきだと，ほとんどの整形外科医は考えているし，そのように患者さんに説明する。

尚子：高齢者を保存療法で長く寝かせておくわけにはいきませんものね。では，整形外科にコンサルトして入院の手続きをしてもらいます。

―― 尚子は，患者を診察室に入れ，診断結果を説明した。そして，整形外科へ院内PHSで連絡し，津村ナースを伴って患者の引き継ぎに向かった。
―― 数分後，救急室へ戻ってきた津村は，大笑いしながら猪熊に話しはじめた。

珠子：整形の先生たち，尚子先生のこと，めっちゃ褒めてましたよ。「よくこのX線写真で骨折と正しく診断できたな」って。

亮一：そうかあ。そいつはようございました。

尚子：こんなのが一発でわからないようでは，まだまだだねぇ。診断には，勉強と経験が大切なんだよって，同期たちに指導しておきました。

珠子：「お前らも少しは尚子を見習え！」って，整形の先生たちがおっしゃってましたね（笑）

尚子：まあね。

亮一：……（絶句）

尚子：ところで師匠！

亮一：なんだ？

尚子：この患者さんの頚部骨折の診断は，かなり難しかったんですが，典型的な大腿骨頚部骨折の写真を見せてください。診療ガイドラインは斜め読みしたのですが，X線写真があまり出てなかったので。

頚部骨折の分類（転位型と非転位型）

亮一：そうだな。まずは，骨折型の分類を理解することが先だな。

尚子：Garden 分類ですか？

亮一：そうだ。一昔前までは大腿骨頚部骨折の分類は，Garden のステージ分類が主流だった。教科書によっては，Garden type Ⅰ とか type Ⅳ とか書いてあるが間違いだ。あくまでもステージ分類なので，stage Ⅰ とか stage Ⅳ というのが正しい。

尚子：ステージってことは，どんどん進行していくって意味も含まれてるんですか？

亮一：まあ，そういうことだ。Stage Ⅰ の典型例は今日，見たよな。

尚子：Stage Ⅰ は外反陥入しているから，転位はあるんですよね。転位はあるのに，非転位型に分類されるんですね。何か変じゃない？

亮一：「転位が小さい型」という意味で，非転位型ということになっている。Stage Ⅰ は頚部の内側部分は不全骨折で，レントゲン写真では骨折線が見えないのが本来の定義なんだ（図3）。でも，さっきも言ったように，多くの場合実際は骨折線が見える（図4）。だから，骨頭が外反陥入していたら，とりあえず stage Ⅰ の非転位型にしておけばよい。

尚子：骨頭が外反していたら，とりあえず stage Ⅰ で非転位型。

亮一：Stage Ⅱ はどんな骨折型だ？

尚子：完全骨折で転位がない骨折と書いてあります。

亮一：頚部の骨折線がしっかり見えるけど，転位していない（骨頭が外反も内反もしていない）骨折が stage Ⅱ だ（図6）。Stage Ⅲ と Ⅳ は骨頭が大きくズレてる転位型なので，普通は見逃すことはない（図7）。正面像は両股関節を撮影するので，左右を比べれば尚子でもわかる。

図5　大腿骨頚部骨折の Garden 分類

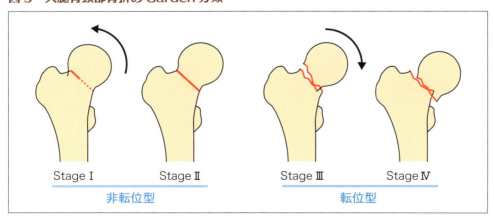

図6　非転位型の大腿骨頚部骨折　Garden stage Ⅱ

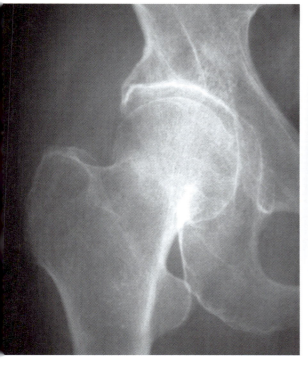
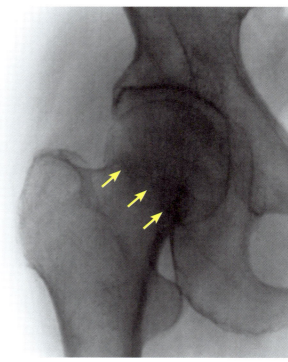

図7　転位型の大腿骨頚部骨折

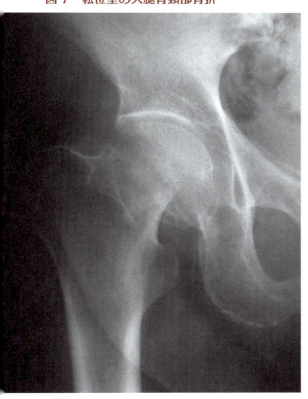
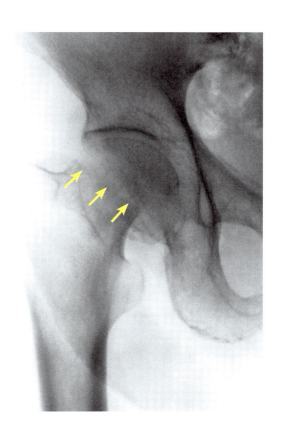

1 股関節・大腿骨

症例1 ◆ 転倒から数日後の股関節痛

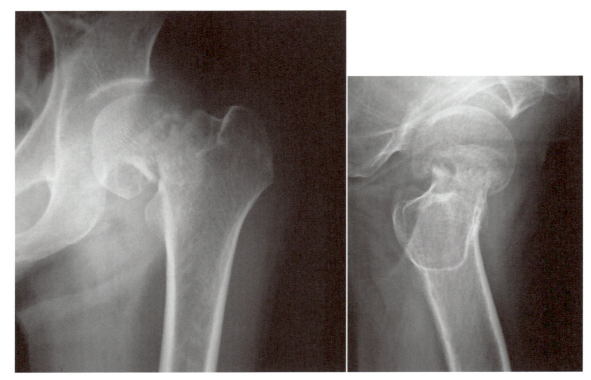

図8 転位型の大腿骨頚部骨折

尚子：転位型は私でもわかる……とは失礼な言い方だが，私は心が広いので許してあげます。
亮一：StageⅡ（ズレてない）とⅢ（ズレている）の間に線引きして非転位型と転位型に分けることになっているわけだ。

尚子：質問です！
亮一：なんだ？
尚子：骨折の診断では，少なくとも２方向のX線写真を撮影して評価するようにと，亮一先生から指導を受けております。師匠は，ここまでの説明で側面像での転位について全く触れられてません。これって全然いけてないですよ！
亮一：良い質問だ。実は，Gardenのステージ分類は，正面像だけの分類なんだ。
尚子：いけてないのは師匠じゃなくて，Gardenさんか。
亮一：いけてないかどうかは別にして，側面像が分類の基準に入ってないので，例えば正面像では転位がないstageⅡでも，側面像をみると骨頭が少し後方へお辞儀している骨折なんてのはたくさんある。これを非転位型にしてよいのか，転位型にすべきなのかは問題が残るんだ。
尚子：どっちに入るのか，Gardenさんに聞いたらいいじゃん。
亮一：できない。

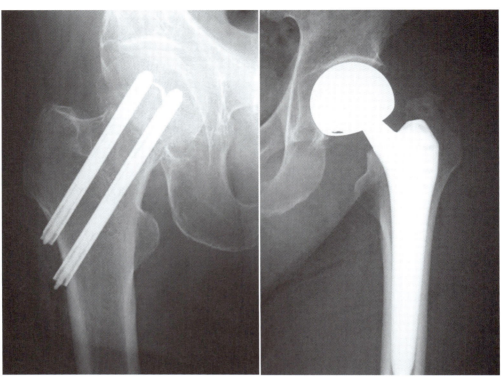

図9　骨接合術（左）と人工骨頭置換術（右）

尚子：どうして？ 師匠，英語が苦手でしたっけ？

亮一：Gardenの論文が出たのは半世紀以上も前で，もうGardenさんはこの世にいない。だから，聞けないんだ。でも，非転位型と転位型の2群にだいたい分ければ，治療方針を決めることはできるから，臨床的には大きな問題はない。なので，少しあいまいな所はあるけれど，非転位型と転位型に分けることになっている。

尚子：さらに質問です。

亮一：なんだ？

尚子：大腿骨頸部骨折を非転位型と転位型に分ける意議はなんですか？

亮一：それもいい質問だ。大腿骨頸部骨折の治療法は，大きく2つある。

尚子：骨をつなぐ骨接合術と，人工骨頭置換術の2つですね（図9）。

亮一：そうだ。原則として高齢者では，非転位型には骨接合術，転位型には人工骨頭置換術が第一選択になる。だからどちらに分類されるのかは大切なんだ。

尚子：転位型を骨接合しても，骨頭壊死とか偽関節とかの合併症が起こりやすいので，そういった合併症を避けるために，積極的に人工骨頭置換術をやるわけですね。診療ガイドラインにもそう書いてありました。師匠，さすがですね（笑）

亮一：尚子… お前，ひょっとして俺を試したな？

頚部の occult fracture を見つけるには

亮一：ところで尚子，「悪魔の証明」って言葉知ってるか？

尚子：「ある事象や現象が全くない，あるいは起きない」というような，証明することが非常に困難な命題を証明することですね。おばけや火星人がいないことを証明するのは論理的に難しい，ってことです。

亮一：そう。どんなことでも「存在する」ことを証明するのは容易だ。ひとつ例があればいいからね。ところが，「存在しない」ことを証明するのは難しい。骨折の診断も同じで，骨折と診断するのは X 線写真で骨折線を見つければたやすいけれど，骨折していないことを診断するのは非常に難しい。

尚子：それが悪魔の証明ですね。

亮一：診療ガイドラインに occult fracture のことが書かれていただろう。正確には，radiographically occult fracture だ。X 線写真を撮影しても頚部骨折と診断できない骨折がある，ってことだ。

尚子：さっきの患者さんの骨折は，師匠は診断できたけど，私は診断できませんでした。こんなのも occult fracture って言っていいんでしょうか？

亮一：さっきのケースはしっかり骨折しているので，俺と尚子の読影能力の問題だ。だから正確には occult fracture とは言えない。「ある程度の読影能力を有する整形外科医が X 線写真を読影しても，骨折であると確信をもって診断できないが，実際には骨折している場合」を occult fracture と考えればいいだろう。もちろん，読影能力の微妙な差や，撮影方法の良し悪しの問題はあるけどね。

尚子：Occult fracture は大腿骨頚部骨折に特徴的な骨折なの？

亮一：理論的には，どの部位の骨折にも occult fracture は起こりえるが，大腿骨近位部骨折は発生数自体が多いので，よく遭遇するんだ（図 10-1）。当然，occult fracture は非転位型なので，早期に診断できて骨接合すれば予後は良い。ステージが進んで転位してしまうと，人工骨頭置換術を行わないといけなくなる。だから，問題になるわけだ。

尚子：なるほど。大腿骨頚部骨折ではどれくらいの頻度で occult fracture があるんですか？

亮一：さっきも言ったように，医師の読影能力と，X 線写真の撮影方法の巧拙の問題を度外視すれば，2 〜 9％くらいと報告されている。

尚子：けっこうな頻度やねぇ。診断を確定するには何かいい方法がないんですか？

亮一：また，俺を試してないか（笑）？

尚子：えへへ，バレたか！（笑）　MRI ですね（図 10-2）。

1 股関節・大腿骨

症例1 ◆ 転倒から数日後の股関節痛

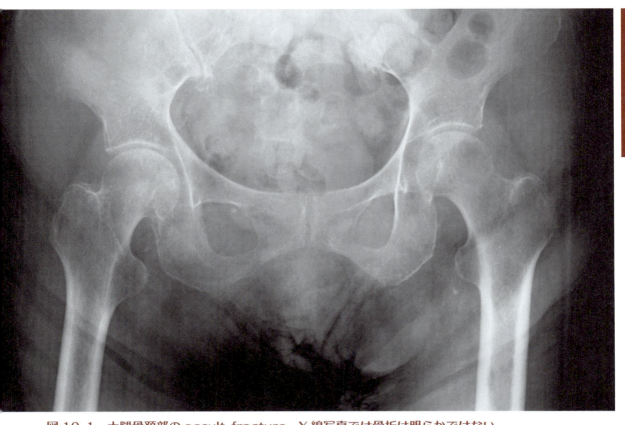

図10-1　大腿骨頸部のoccult fracture。X線写真では骨折は明らかではない

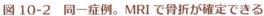
図10-2　同一症例。MRIで骨折が確定できる

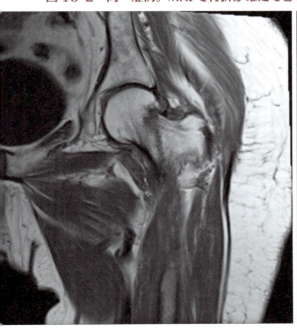
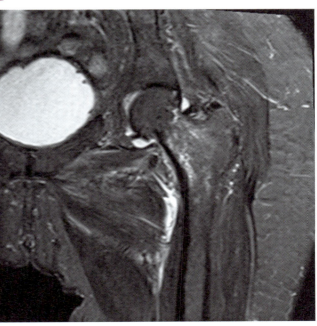

亮一：MRIの診断感度は100％，骨折があればまず間違いなく診断できる。特異度は93〜100％といわれている。

尚子：でも，全例にMRI検査っていうのは難しいですよね。

亮一：そうだね。転倒など外傷のエピソードがあって，転んでから立てなくなったというような病歴がある場合には，俺の経験上，頸部骨折や転子部骨折が発生していることが多い。そういうエピソードがあって，X線写真で骨折がハッキリしないなら，積極的にMRIを撮影してもよいと俺は思っている。

尚子：なるほど。

亮一：MRI検査の結果，大転子の単独骨折で，保存療法で済むこともあるだろうけど，早期に診断を確定するのは大切だからね。歩行不能や疼痛が強い場合は，入院してもらって，翌日に整形外科へコンサルトすることだな。

尚子：骨折している可能性を，患者さんやご家族に説明しておくことが大切になりますね。

亮一：Occult fractureでは，疼痛はあるけれどなんとか歩行できることもある。外来で骨折はないと説明された患者さんが，病院の玄関を出たところで，しっかり骨折して逆戻りっていうケースも時々あるんだよ。

尚子：その病院への出戻りケース，もしや先生が若い時にやらかさはったんですか？

亮一：俺じゃねえよ！

尚子：じゃあ，翔ちゃん先生だね。きっと（笑）

亮一：（危ねぇ……）（なんて勘の鋭い奴だ！）

1 股関節・大腿骨 ｜ 症例2

転倒後に立てなくなった高齢女性

84歳，女性。自宅室内で転倒して受傷。立てなくなった。息子夫婦が救急隊へ連絡し，搬送された。

診察所見

── 研修医・万里小路尚子は，病歴聴取と簡単な診察を行ったあと，X線写真をオーダーした。息子夫婦と救急隊員に付き添われ，看護師・津村珠子の案内で患者はレントゲン室へ向かった。

亮一：本日2例目の hip fracture のようだな。
尚子：ええ。今，X線検査に行ってもらってます。
亮一：局所所見はどうだった？
尚子：健側と比べると，大転子から大腿部周囲に少し腫脹があり，圧痛も強いです。Scarpa 三角にはそんなに強い圧痛はありませんでした。他動的に股関節を動かすと疼痛を訴えました。

亮一：どっちだと思う？
尚子：「どっち」って？
亮一：頚部骨折か，転子部骨折か，どっちだと思う？
尚子：なんだ，そんな簡単なことか。たぶん，転子部骨折です。
亮一：どうしてそう思う。
尚子：高齢者では転子部骨折の方が頚部骨折より多いですし，大転子に圧痛がありますし。大転子から大腿部に腫脹もみられますので，どちらかというと転子部骨折かなと思います。
亮一：今の答えでいいだろう。頚部骨折は関節内骨折なので，関節血症はあるけど，大転子部周囲にはあまり腫脹はないのが普通だからね。もちろん，転倒で受傷しているから，殿部を打撲していて腫れることはあるが…。
尚子：頚部骨折なら Scarpa 三角に圧痛があるはずですよね？
亮一：Scarpa 三角（別名・大腿三角）は，大腿動静脈と神経が通っていて大切な場所だ。その奥に大腿骨頭があるので，頚部骨折では Scarpa 三角に圧痛があることが多い。一方，転子部骨折では Scarpa 三角に圧痛がみられないこともある。

Scarpa 三角
5ページ

X線所見

――数分後,レントゲン室からX線画像(**図1**)が送られてきた。電カルの画面を見ながら,尚子は自信ありげに話しはじめた。

尚子:転子部骨折ですね。転位はほとんどないです。
亮一:今回はわかったようだな。
尚子:凄いよね,私! 整形外科へ連絡します。
亮一:その前に,患者さんに説明しないといけないだろう!
尚子:そうでした。珠ちゃん,患者さんをお呼びして。

――津村珠子ナースが,患者と付き添いの家族を診察室へ呼び入れ,尚子が病状を説明した。整形外科へ連絡し,入院と手術の手続きをとってもらうことになった。

図1 大腿骨転子部(転子間)骨折。転位なし

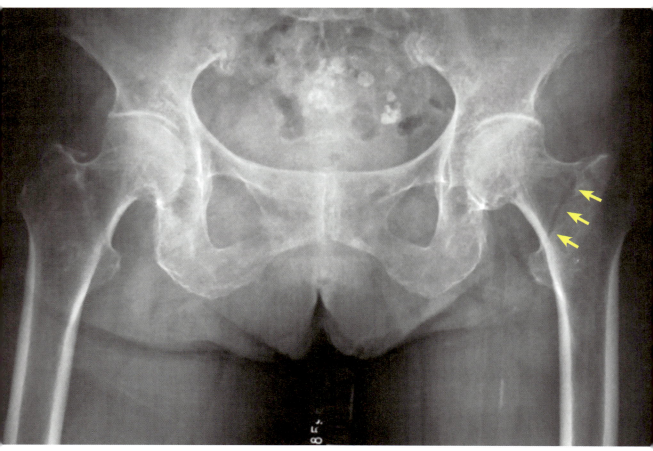

転子部骨折の分類

尚子：大腿骨頸部骨折では転位の程度で非転位型と転位型に分けましたが，転子部骨折の分類はどうなんですか？

亮一：転子部骨折にも，もちろん分類はあるんだけど，あまり有用な分類がないんだよ。

尚子：有用でないとは？

亮一：骨折分類の意議は何だ？

尚子：何を今さら…，重症度評価に決まってるじゃないですか？

亮一：何をもって重症度っていうんだ？

尚子：そりゃあ，転位が大きい骨折（**図2**，**図3**）は整復するのが難しいし，バラバラな骨折は固定するのも大変だし，手術方法も異なるし，予後も違っちゃうじゃん。

図2　右大腿骨転子部（転子間）骨折。転位あり

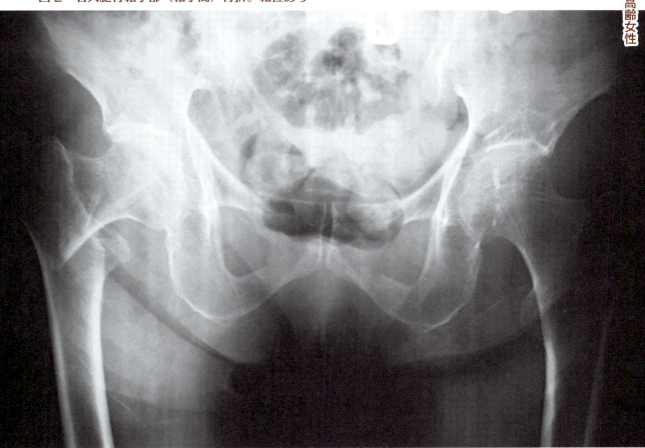

亮一：治療法の選択と予後に影響するから，重症度評価が大事だってことだよね。頚部骨折の場合は，確かにそうだ。転位型骨折は骨接合を行っても，骨がくっつかなかったり（偽関節），骨頭壊死を起こして潰れてしまったりする（遅発性骨頭陥没）ことがある。だから，高齢者の転位型頚部骨折には，原則として最初から人工骨頭置換術を選択することが多い。

尚子：転子部骨折では違うんですか？

亮一：転子部骨折では，転位の程度に関係なく，原則として骨接合術を行う。使うインプラント（内固定材）も，ほぼ同じだ。だから，転子部骨折では骨折型が治療法の選択にあまり影響しない。

尚子：それで，予後はどうなん？

亮一：転子部骨折は，昔から安定型と不安定型とに分類されてきた。不安定型の方が整復も固定も難しいはずだという考えが背景にあったから。ところが，今は牽引手術台を用いて手術できるので，昔ほど整復は難しくない。また，最近の内固定材では，治療成績にも大した差がない。

尚子：ということは，安定型と不安定型に分けても，予後の予測には大して役に立たないってことですね。

亮一：そうなんだ。新しい分類がいろいろと考案されてはいるんだがね。

図3　左大腿骨転子部（転子間）骨折。転位あり

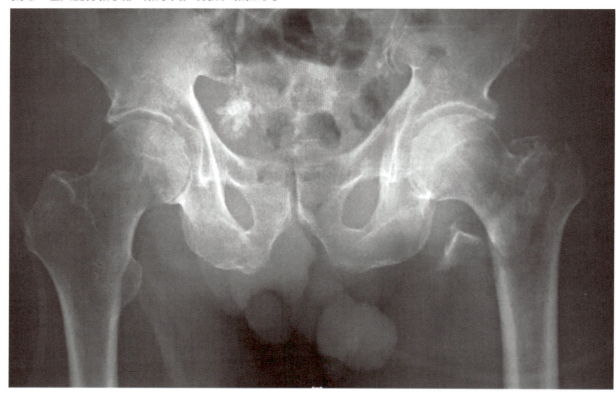

転子部の occult fracture

尚子：大腿骨頸部骨折には，受傷直後にはＸ線ではわからないオバケ骨折があるって話を，ついさっき先生から教えてもらいました。

亮一：オバケじゃなくて，オカルト（occult）だ。

尚子：そうそう，occult fracture ですね。大腿骨転子部骨折にも当然あるんですよね。

亮一：ある。確か，去年の夏頃にあったはずだ。

——指導医・猪熊亮一は，電子カルテの手術日から検索して，ある患者の画像をモニター上に表示した。

亮一：この患者さん，疼痛があったのは左股関節なんだが，受傷直後に撮影したＸ線写真（図4）では，頸部にも転子間にも骨折線がない。

尚子：はっきりしないですね。頸部の内外側の皮質の輪郭を追ってみても，骨折線らしきものは発見できません。

図4　転倒後の左股関節痛で受診した患者。受傷直後のＸ線写真

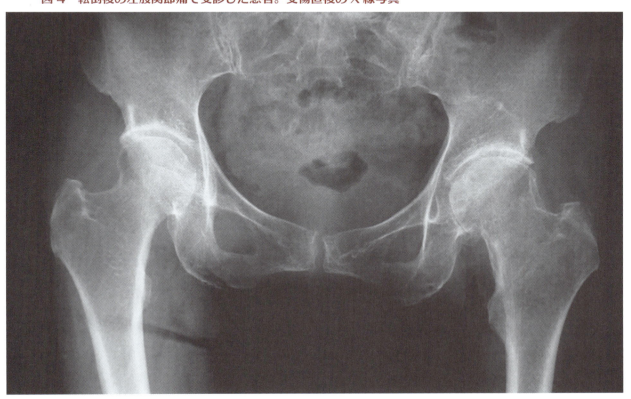

亮一：ただ，この患者さんは転倒後に立位がとれなかったので，occult fractureを疑った。

尚子：それで，すぐにMRIを撮影したんですね。

亮一：そうすれば良かったんだけど，あいにくその日はMRI検査がとれなくて，まずCTを撮影した。それがこの画像だ（図5）。

尚子：おっと，CTのMPR像で，このちょびっと輪郭線が途切れているところ，ここは骨折線ですね。大転子のはじの方だから，大転子だけの骨折のように見えます。大転子単独骨折のようですね。これなら手術せずに済みそうだ。

図5　CT-MPR像。左大転子部に輪郭が途切れた部位がある

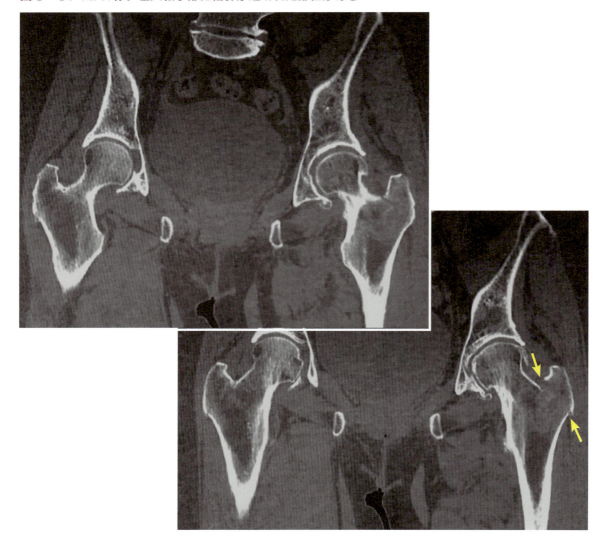

亮一：入院してもらって，翌日にMRI検査が実施できた（図6）。

尚子：ありゃー。やっぱり転子間骨折じゃないですか！ CTでは大転子単独骨折でMRIでは転子間骨折。

亮一：Occult fractureの診断ではCTよりMRIが圧倒的に有利なんだ。だから，occult fractureの診断モダリティとしては，MRI撮影がガイドラインでも推奨されている。

尚子：転倒後に立てなくなった患者さんで，X線写真で骨折が分かりづらい時は，occult fractureを疑ってさっさとMRIを撮影するのがよいんですね。

亮一：まあ，そうだな。

図6　MRIで左大腿骨転子部（転子間）骨折が明瞭に描出された

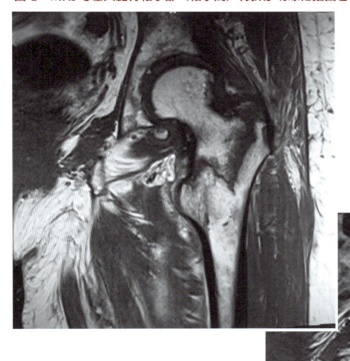

転子部骨折の治療

尚子：ガイドラインをみると，大腿骨転子部（転子間）骨折の治療法は，ショート・フェモラル・ネイルとスライディング・ヒップ・スクリューって書いてありますが，どんなもんなんですか？

―― 二人の話を横で聞いていた津村ナースが，金属製の機器を差し出した。

亮一：珠ちゃん，サンキュー！　これがショート・フェモラル・ネイルで，こっちがスライディング・ヒップ・スクリューだ。

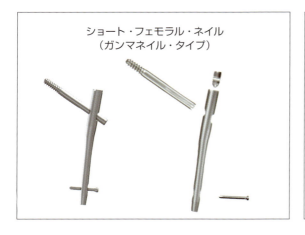

ショート・フェモラル・ネイル
（ガンマネイル・タイプ）

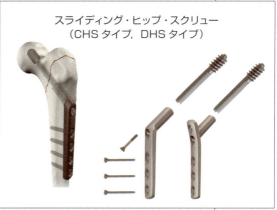

スライディング・ヒップ・スクリュー
（CHSタイプ，DHSタイプ）

尚子：どちらも言いにくい名前ですね。
亮一：ガイドラインを作成するときに，商品名じゃなくって一般名でこの種のインプラントを記載しようとした。ネイル（髄内釘）の方は，当時は広く認知されている一般名がなかった。そこで，Cochrane Libraryで使用されていたShort femoral nailっていう用語を採用したそうだ。現在は，cephalo-condylar intramedullary nail（セファロ・コンディラー・イントラメデュラリー・ネイル）とか，cephalo-medullary nail（セファロ・メデュラリー・ネイル）とかいわれることが多い。Gamma nailっていうのが老舗の商品名なので，今でもガンマって呼んでいる整形の先生も多いけどな。
尚子：スライディング・ヒップ・スクリューってのも一般名なんですね。
亮一：そうだよ。商品名としてはCHS（Compression hip screw）とか，DHS（Dynamic hip screw）がよく用いられたので，CHSとかDHSって言う先生もいるよ。

尚子：どちらがよく用いられるんですか？

亮一：今は，髄内釘タイプが圧倒的にシェアが高い。

尚子：治療成績がいいから？

亮一：治療成績は大差がない。髄内釘タイプの方が手術が簡単なんだ。早く終わるのが一番のメリットかな。

尚子：なるほど。勉強になりました。

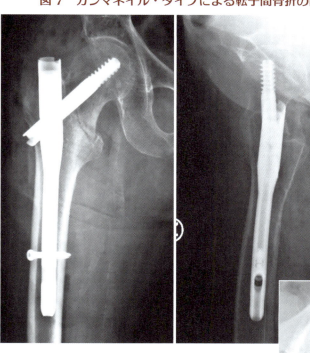

図7　ガンマネイル・タイプによる転子間骨折の固定

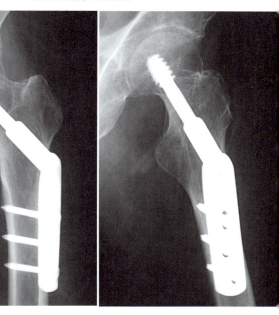

図8　CHSタイプ，DHSタイプによる転子間骨折の固定

1 股関節・大腿骨 | 症例3

外傷歴のない股関節痛

70歳，男性。ハッキリとした外傷歴はないという。最近，左股関節が痛むようになり，今日は特に疼痛がひどいとのことで，家族に連れられて来院した。

診察所見

—— 股関節の痛みがひどく，救急外来にやってきた患者さん。痛みの性状と外傷歴を確かめるべく，研修医・万里小路尚子は聴取を始めた。

尚子：左足の付け根が痛いということですね。
患者：そうなんです。
尚子：いつ頃から，痛みはあったんですか？
患者：ハッキリとは思い出せないんですが，2～3ヵ月前ぐらいかなと思います。
尚子：転んだり，ぶつけたりはしませんでしたか？
患者：いや，そんなことはありませんでした。
尚子：どんな感じの痛みですか？
患者：激痛ではありませんが，なんか鈍痛っていう感じです。
尚子：痛いのは，足の付け根だけですか？ 腰痛はないですか？
患者：足の付け根だけです。腰は大丈夫です。
尚子：2～3ヵ月前と比べて，痛みはひどくなってますか？ あまり変わりませんか？
患者：少しずつ，痛みがひどくなっているように思います。今日はとっても痛いので，休日で悪かったんですが，娘に連れてきてもらいました。
尚子：それは辛いですね。歩けますか？
患者：歩けますけど，歩くと痛むんですよ。
尚子：そうですか。じっとしていても痛みますか？
患者：じっとしている時は，そんなには痛みません。

尚子：今，治療されているご病気はありますか？
患者：間質性腎炎で治療を受けてます。
尚子：手術を受けたことは？
患者：ありません。
尚子：そうですか。いつも飲んでおられるお薬はありますか？

患者：血圧と，あといろいろ…。お薬手帳を持ってきました。
尚子：拝見します。血圧のお薬と腎炎のお薬ですね。この白い薬（ステロイド錠）は，いつから服用されてますか？
患者：いやー，ずいぶん前から飲んでますよ。
尚子：わかりました。では，診察いたしますので，こちらのベッドに仰向けになってください。

── 尚子はいつもの手順で診察を行った。股関節周囲に腫脹・発赤・熱感はない。Scarpa 三角には圧痛なし。股関節の可動域は左右差なく，大きな制限はない。唯一の陽性所見は左恥骨に限局した圧痛であった。

尚子：股関節のあたりがお悪そうなので，骨や関節が大丈夫か，まずレントゲン写真を撮影して調べますね。
患者：はい。

Hip fracture ではなさそうだ…

── 珠子ナースが患者をレントゲン室に案内する間に，尚子は患者の現病歴や診察所見などを電カルに入力した。数分後，珠子が診察室へ戻ってきた。

尚子：珠子，何を考えるんだ？

── 亮一の声色をまねて珠子に尋ねた。

珠子：あまり似てない（笑）
尚子：ダメかぁ。
珠子：ステロイドを服用されてるので，腰痛とか背部痛なら，背骨の骨折っていう可能性もありますが…。でも，今の患者さんは股関節が痛そうでしたよね。
尚子：外傷歴があれば，hip fracture（大腿骨頚部骨折，転子部骨折）を一番に疑うんだけど…。
珠子：外傷歴はなさそうですし，股関節を動かしても大丈夫そうでしたよね。
尚子：そうなんよねぇー。hip fracture は否定的だよね。猪熊先生は，「患者さんが同じところをずっと痛がる時は，そこに何かがあるんだ！」っていつも言ってるからなあ。きっと股関節周囲に何か問題があるんだろうねぇー。
珠子：そのうち来られますよ，猪熊先生。『尚子，何を考えるんだ？』って（笑）

X線所見

—— その声色と仕草があまりに似すぎていて，二人は大笑いした。尚子は電カルを操作して，いま撮影したばかりのX線写真（図1）をチェックした。

尚子：股関節の関節裂隙の狭小化はないし，骨棘もないなあ。骨頭の形も正常だし。左右を比較しても同じだねぇ。変形性股関節症も，大腿骨頭壊死もなし，ってことか…

—— しばらくすると，案の定，指導医の猪熊亮一が現れた。珠子ナースは笑いをこらえるのに必死である。

亮一：尚子，何を考えるんだ？

図1　左股関節痛，外傷歴なし

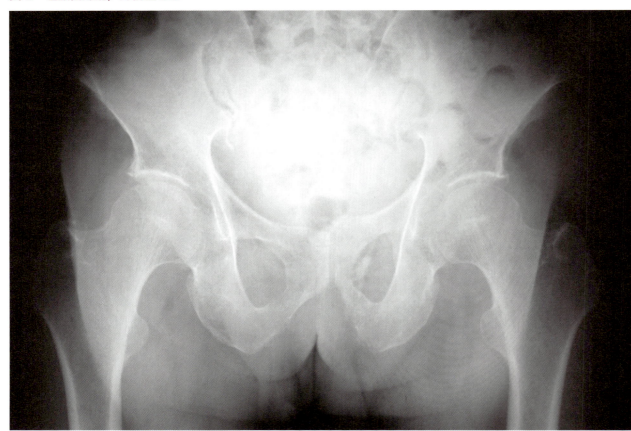

―― こらえきれず，珠子ナースは吹き出してしまった。

亮一：珠ちゃん，どうした？
珠子：す，すみません。大丈夫です（笑）
尚子：左の股関節痛が主訴なんですが。
亮一：そうだな。
尚子：師匠，どうしてご存知なの？
亮一：向こうの部屋の電カルでチェックした。「左恥骨に圧痛あり」って自分で書いてるじゃないか！ 左恥骨の疲労骨折だ。

―― 尚子は，X線写真をもう一度見直して，あっと声を上げた。

尚子：これですね（図2）。
亮一：そうだ。この患者さんは男性だが，ステロイド内服による続発性骨粗鬆症が背景にあるんだろう。それによる疲労骨折だ。

図2　左恥骨疲労骨折（脆弱性骨折）

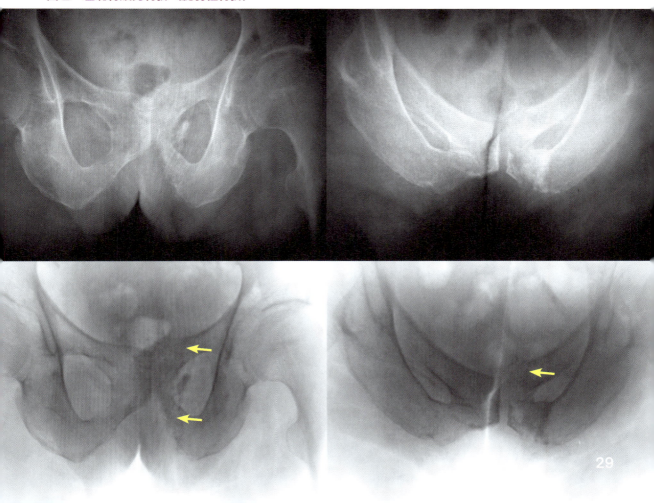

尚子：脆弱性骨折と考えていいんですか？

亮一：高齢者の股関節周囲の疼痛では hip fracture ばかりに注目してしまうが，恥骨・坐骨・仙骨の疲労骨折はよくあるから覚えておくように。外傷を伴うことも少なくない。

尚子：了解です。治療は原則，保存療法でいいんですよね。

亮一：まずは保存療法だ。転移性骨腫瘍との鑑別は必要だが。

1 股関節・大腿骨　症例4

ランニング中の股関節痛

15歳，男子高校生。陸上部に所属。短距離走の練習でスタートを切った時に，左股関節周囲に激痛を自覚した。練習後，顧問の先生に連れられて受診した。

診察所見

——研修医・万里小路尚子は，指導医・猪熊亮一に見守られながら，病歴聴取と診察を行い，X線検査をオーダーした。患者がレントゲン室に向かったあと…

亮一：局所所見は？
尚子：創傷はありません。明らかな腫脹もないです。
亮一：所見は，整理して明らかなものを述べるんだ。
尚子：「明らかな」をつけるな，ということですね。創傷も腫脹もありません。Scarpa三角にも，大転子部にも圧痛なしです。左腸骨部に少し圧痛があります。股関節の他動運動では疼痛はないですが，股関節を自分で屈曲しようとすると疼痛を訴えますし，何か力を入れにくいと。
亮一：何だと思う？
尚子：うーん。大腿四頭筋の筋挫傷，肉離れ？
亮一：まあ，その可能性は十分にあるんだが…
尚子：他に鑑別すべき外傷があるってことですね。うーん，何だろう。
亮一：受傷機転から考えて，この年代に多い外傷がある。
尚子：陸上でダッシュした時の受傷ですよね…。

亮一：骨盤の裂離骨折の可能性がある。短距離選手とサッカー選手に多い。
尚子：スポーツ外傷ってことですね。
亮一：上前腸骨棘や下前腸骨棘に裂離骨折が起こりやすい。筋の急激な収縮で，筋の付着部が剥がれて骨折するんだ。上前腸骨棘にはどの筋がくっついてる？
尚子：えーと，大腿四頭筋？
亮一：ブー。上前腸骨棘には縫工筋と大腿筋膜張筋，下前腸骨棘には大腿直筋が付着している。これらの筋に牽引されて骨盤の裂離骨折が発生するわけ

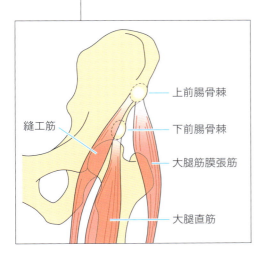

だ。ダッシュでは上前腸骨棘，ボールを蹴る時には下前腸骨棘の骨折が多い。

尚子：じゃあ，X線写真で答え合わせをします。そろそろ，できてる頃かと。

X線所見

──尚子は，電カルを操作して，X線写真（図1）を画面に出した。画像には下前腸骨棘の裂離骨折の像が写っていた。腕組みをしながら画面に見入る尚子。

尚子：ほほーう。これですね。

亮一：この例ではX線写真でわかったが，受傷直後の検査ではわかりにくいことも多い。年齢や受傷状況から判断して裂離骨折が疑われる場合は，CTを追加したり，再診を指示するのがいいだろう。

図1　左下前腸骨棘の裂離骨折

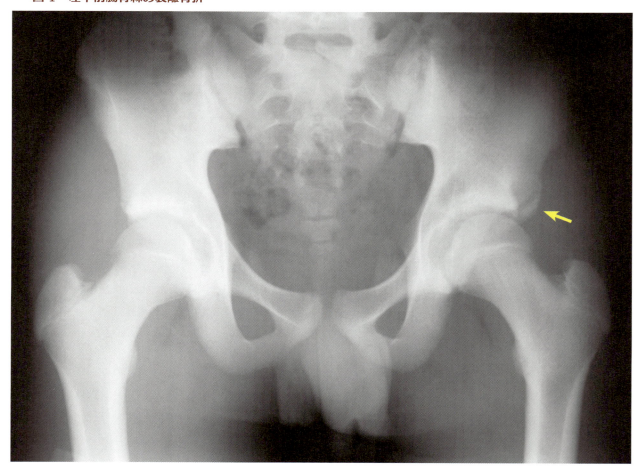

尚子：手術が必要なんですか？

亮一：多くは保存療法で対応できる．1週間ぐらいアイシング，疼痛が軽減したら歩行を許可，骨癒合が確認できたらランニングを許可，ってところかな．転位が大きい例や，疼痛が著しい例，あるいは早期スポーツ復帰を希望する例では，手術を行うこともある．

尚子：では，松葉杖使用で免荷，アイシングの励行，消炎鎮痛剤と湿布薬，早めの整形外科受診を指示しておきます．

亮一：それでいい．

図2　受傷直後

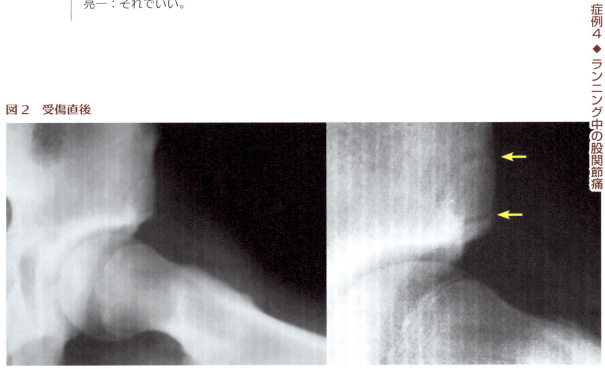

図3　受傷後3ヵ月

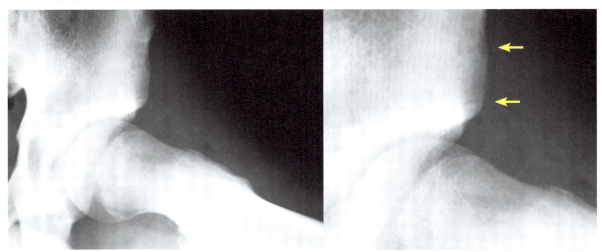

膝関節・下腿骨 2

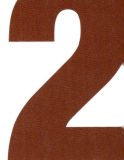

解剖

まずは4つの靱帯を覚えます。

- ❶ 内側側副靱帯　medial collateral ligament：MCL
- ❷ 外側側副靱帯　lateral collateral ligament：LCL
- ❸ 前十字靱帯　　anterior cruciate ligament：ACL
- ❹ 後十字靱帯　　posterior cruciate ligament：PCL

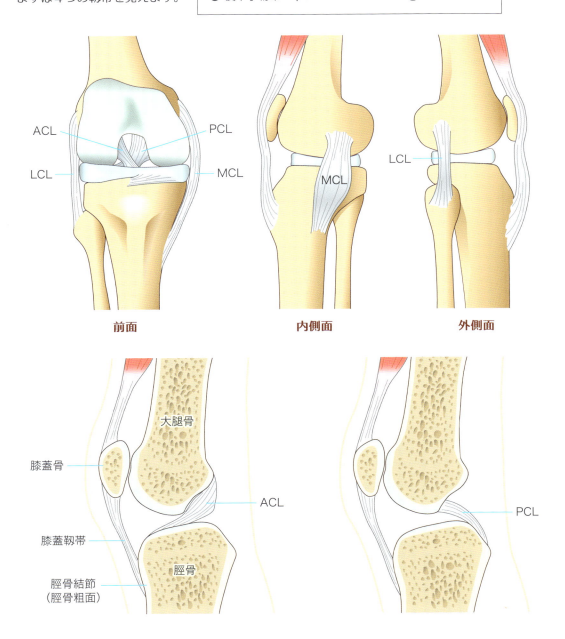

前面　　　　内側面　　　　外側面

大腿骨
膝蓋骨
膝蓋靱帯
脛骨結節
（脛骨粗面）
脛骨
ACL
PCL

2 膝関節・下腿骨 ◆ 基礎知識

35

X線単純写真と骨の名称

- 通常は，膝関節2方向（正面像，側面像）または軸位像を含めた3方向をオーダーします。
- 変形性膝関節症では，荷重した状態でのX線写真が有用です。関節軟骨がすり減っていても，荷重をかけないとわかりづらいからです。ただし，外傷患者さんでは荷重できないことも多いので，仰臥位での撮影となってしまいます。
- 顆間部の骨軟骨骨折や離断性骨軟骨炎では顆間撮影も有用です。
- 救急受診時のスクリーニングでは，膝関節2方向または軸位像を含めた3方向でよいでしょう。

膝関節；正面像

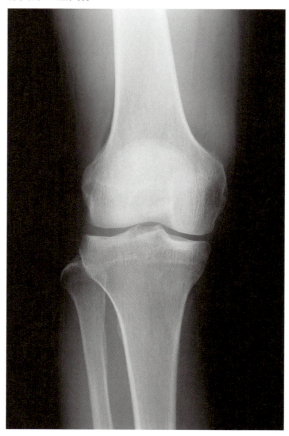
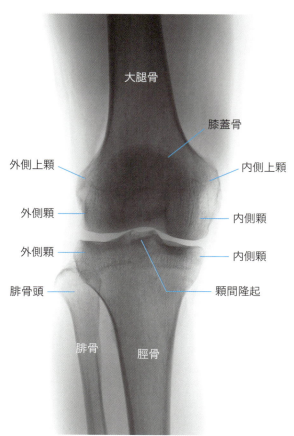

膝関節；軸位像（スカイライン・ビュー）

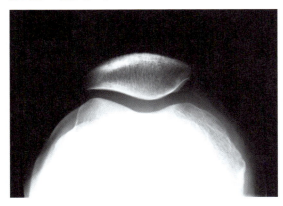
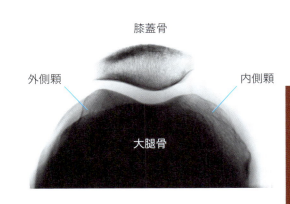

膝関節；側面像

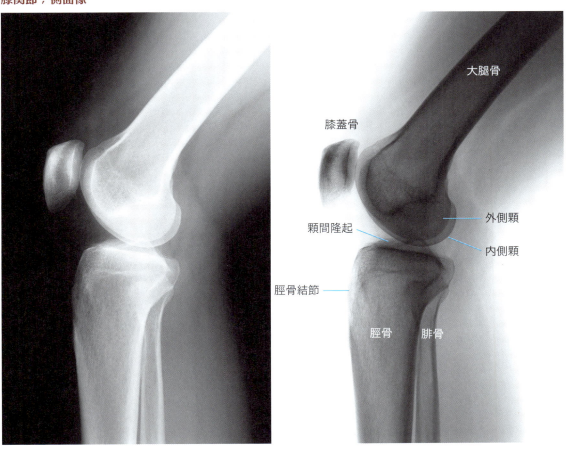

膝関節の可動域

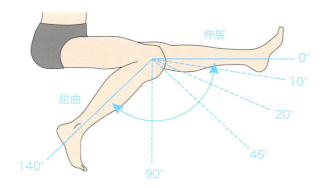

膝関節の視診・徒手検査

- 視診：膝関節は関節の腫脹が視診でよくわかります。

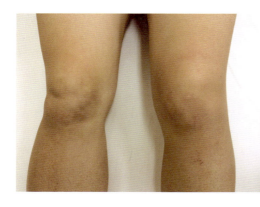

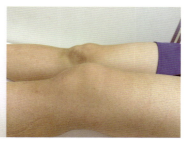

左前十字靱帯損傷。関節血症のために膝が腫れている。

- 膝関節の外傷では，骨折・脱臼以外の診断では徒手検査が特に重要です。多くの徒手検査がありますが，その中で診断価値が高いものを取り上げます。

- 膝蓋跳動（Patellar ballottement）：関節水症や関節血症では，関節内に貯留した関節液や血液により膝蓋骨が上方へ浮かび上がる。膝蓋骨の近位側を片手でつまむように押さえ，遠位へ貯留液を押し出すようにする。もう一方の手の指で膝蓋骨を上から押さえつけると，膝蓋骨がコツコツと動く感覚があ

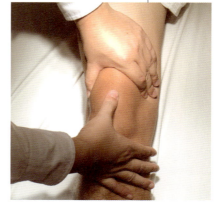

る。Ballottement（バロットマン）とは，「浮遊感」を表す触診の用語で，この場合は膝蓋骨が浮き沈みすること。

- Lachman test（ラックマン・テスト）：膝 10 〜 30°屈曲位で，片方の手で大腿をつかみ固定する。もう一方の手で脛骨を後方からつかみ，上方へ引っ張る。脛骨を上方へ引っ張り挙げたときに，正常ではコツンと止まる感じがある。これをエンドポイントという。エンドポイントが感じられない場合が Lachman test 陽性である。ACL 損傷や後斜靱帯損傷で陽性になる。このテストは，ACL 損傷の最も信頼できる徒手検査である。

後斜靱帯
43 ページ参照

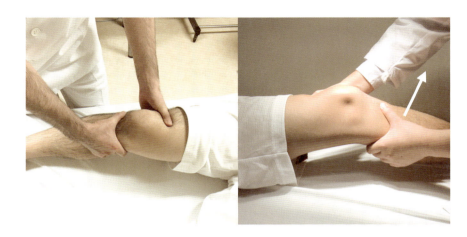

- 前方引き出しテスト（Anterior drawer test）：膝を曲げてベッドに足底をつけさせる。検者の殿部で患者の足先を固定しながら，両手で下腿を前方に引き出す。脛骨が 5 mm 以上動く時は，ACL 損傷や後方関節包の断裂などを疑う。

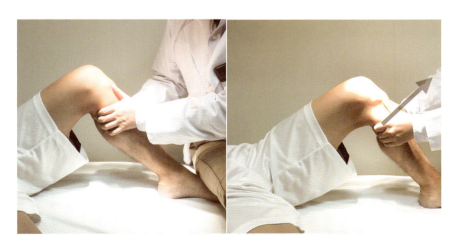

- **後方引き出しテスト（Posterior drawer test）**：膝を曲げてベッドに足底をつけさせる。検者の殿部で患者の足先を固定しながら，両手で下腿を後方へ押し込む。脛骨が後方へ過剰な動きをする場合には，PCL損傷を疑う。

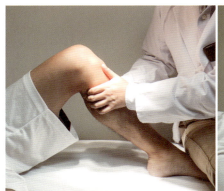
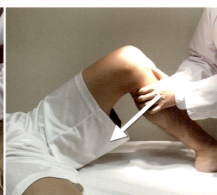

- **外反ストレステスト**：膝の外側を片手で固定し，下腿を外反させるように（膝の内側が広がるように）力を入れる。検者の脇に患者の下腿を挟んだ状態でストレスをかけてもよい。膝伸展位と軽度屈曲位（30°）で検査を行う。MCL損傷，ACL損傷で陽性になる。

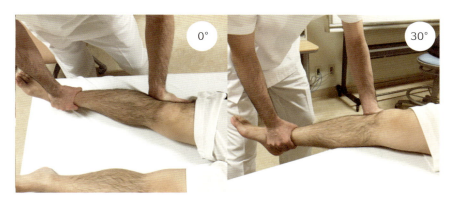

- **内反ストレステスト**：膝の内側を片手で固定し，下腿を内反させるように（膝の外側が広がるように）力を入れる。膝伸展位と軽度屈曲位（30°）で検査を行う。LCL損傷，腸脛靱帯損傷などで陽性になる。

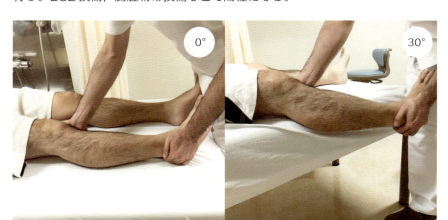

- N-テスト：膝90°屈曲位とし，下腿に内旋・外反ストレスをかけながら，膝を伸展させていく。膝関節20〜40°くらいで，脛骨が前方に亜脱臼するのを，腓骨頭においた指で感じとる。ACL損傷で陽性となる。

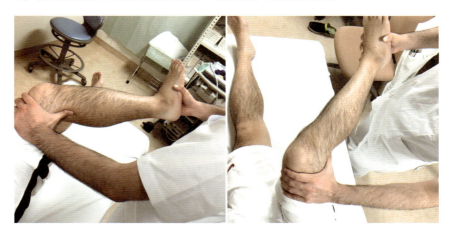

- 後方落ち込み徴候（Posterior sagging）：膝を90°屈曲させて，大腿骨と脛骨の位置関係をみる。PCL損傷があると，脛骨が後方へ落ち込む。

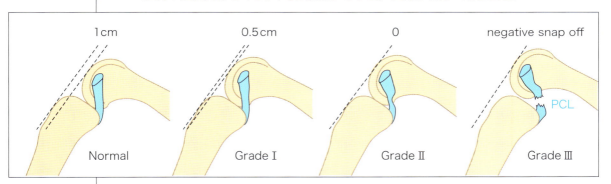

- McMurray test（マクマレー・テスト）：膝を屈曲させておき，検者はゆっくり膝を伸展しながら内旋と外旋を行う。

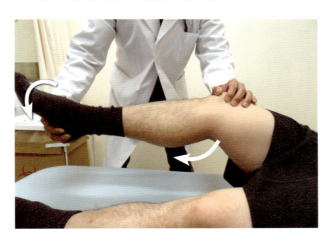

2 膝関節・下腿骨 | 症例1

サッカー中の受傷による膝痛

21歳,男子大学生。サッカー部の試合中に相手選手に右膝の外側に乗られて受傷。膝痛を主訴に来院した。

診察所見

──研修医・万里小路尚子は,問診と診察を行った。続いて指導医・猪熊亮一が,一連の徒手検査を行った。膝関節周囲の骨折を除外するために,患者はレントゲン室へ向かった。

亮一:局所所見は？
尚子:膝周囲に創傷はありません。膝周囲に腫脹はなくて,膝蓋跳動も陰性です。内側側副靱帯(MCL)の大腿骨付着部(内側顆から内側上顆)あたりに圧痛があります(**図1F**)。ROM(rang of motion, 可動域)制限もあります。屈

膝蓋跳動
38ページ参照

図1 内側側副靱帯損傷の圧痛部位(右膝)
損傷部位により圧痛点が異なる。F:大腿骨付着部,T:脛骨付着部での損傷が一般的。

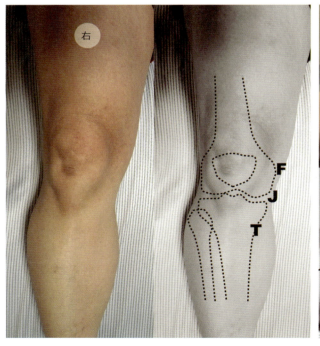
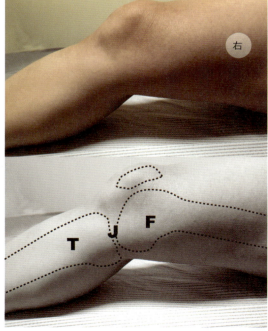

曲させると疼痛を訴えます。

亮一：膝の安定性はどうだ？

尚子：Lachman test は陰性で，end-point がしっかりありました。前方引き出しテスト，後方引き出しテストともに陰性です。下腿外反ストレスで，内側の関節裂隙が少し開きます。McMurray test は，よくわかりません。

膝関節の徒手検査
39ページ参照

グラグラ具合をどう評価する？

亮一：所見としては合格だな。まとめると，右膝の内側に症状があって，下腿を外反すると，内側の関節裂隙が開大して疼痛もある。前後方向の不安定性はない。この時点で何を考える？

尚子：MCL の単独損傷じゃないでしょうか？

亮一：ご名答！ グレードは？

尚子：何じゃ，それっ！

亮一：MCL は浅層，深層，後斜走線維（POL）の3つに分かれる。深層は内側半月にくっついているが，浅層は半月にはくっついていない。MCL 損傷の多くは浅層断裂で，深層が損傷することは少ない。MCL 損傷が生じると，何が困る？

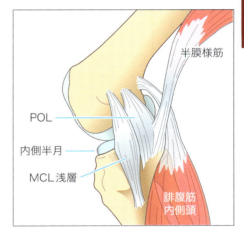

尚子：サッカーができなくなるので困る。

亮一：なぜ，サッカーができなくなる？

尚子：そりゃあ，膝がグラグラするからじゃない。先生，そんな簡単なことをお尋ねだったのね。膝の不安定性が出て困るわけです。

亮一：グラグラにも程度がありそうだろう。

尚子：ちょびっとグラグラ，そこそこグラグラ，めっちゃグラグラとか…。

亮一：そうだ。ちょびっとグラグラを grade Ⅰ，そこそこグラグラを grade Ⅱ，めっちゃグラグラを grade Ⅲっていうんだ。

尚子：人の真似はよくないですよ（笑）

亮一：膝関節は伸展位になると内外反は安定する。膝を真っ直ぐに伸ばした状態だと，下腿を内外反させてもグラグラしにくいということだ。30°くらい膝を曲げると，少し膝関節が緩くなるので，正常でも内外反ストレスで少しだけ動く。

尚子：ということは，膝を真っ直ぐ伸ばした状態でもグラグラするのは，かなりいかれてるってことですか。

亮一：そうだ。膝を完全伸展した状態でも，下腿を外反させると膝の内側が開いてしまう状態が"めっちゃ"グラグラする grade Ⅲ だ。MCL の単独損傷でこの状態だと，深層断裂だ。当然，関節血症を生じる。

尚子：膝完全伸展でも内側がゆるいのが"めっちゃ"グラグラで grade Ⅲ。

	伸展位 不安定性	30°屈曲位 不安定性	関節血症
MCL 浅層 単独損傷	−	+	−
MCL 深層 単独損傷	+	+	+
ACL 損傷	+	+	+

亮一：膝完全伸展ではグラグラしないが，30°曲げると内側がグラグラする状態が，"そこそこ"グラグラする grade Ⅱ だ。30°曲げても少ししかグラグラしないが，MCL の大腿側か脛骨側に圧痛はある（図 1）っていうのが，"ちょびっと"グラグラの grade Ⅰ だ。

尚子：完全伸展位と 30°屈曲位で膝のグラグラの具合を評価するってことか…。で，どんな治療しはるんですか？

亮一：MCL の浅層断裂はよく治る。MCL 浅層の単独損傷なら普通は保存療法でいい。昔はギプス（シリンダー・キャスト）を巻いて治療したが，浅層断裂だけなら，今はギプスを巻くことは少ない。

尚子：MCL 浅層の単独損傷なら，大したことないってことやね。

亮一：そうだな。救急では，局所安静と除痛の意味で，ギプス・シーネ固定ぐらいはしてあげても悪くはない。

ACL 損傷や半月損傷の合併はあるか？

尚子：単独損傷でない場合はどうするん？

亮一：良い質問だ。MCL 浅層の単独損傷なら大したことないが，他の合併損傷があると大したことになる。具体的には…

尚子：半月損傷や前十字靭帯損傷（ACL 損傷）の合併ですね。

亮一：そう。膝の内側の安定性には MCL だけでなく，ACL も深く関わっている。だから，MCL と ACL の合併損傷では，ACL をしっかり治さないと MCL は浅層断裂でも治癒しにくい。

尚子：MCL 損傷では，ACL 損傷がないかどうかを必ずチェックすること！

亮一：ACL は関節腔の中にあるので，ACL が切れると関節血症を生じる。だから，膝蓋跳動が陽性になる。この患者さんの場合は，膝蓋跳動（−）でかつ Lachman test（−）なので，ACL 損傷の可能性はきわめて低いと考えて良い。伸展位ではグラグラしてないから，MCL の浅層断裂だ。

尚子：MCL の深層断裂の場合は？

亮一：MCL の深層断裂は，治りにくい。関節血症も生じるので，ACL 損傷との鑑別がより重要になる。ACL 損傷を合併している場合もある。

尚子：要するに関節血症があって，内側がゆるい場合は，MCL の深層断裂の場合と，ACL 損傷の場合があるってことですね。

亮一：その通り。膝関節血症を伴う靱帯損傷の多くは ACL 損傷なんだけどね。

尚子：半月損傷はどうなん？

亮一：McMurray test などの徒手検査でもある程度は評価できるが，正直なところ徒手検査だけでは診断は難しい。膝のロッキングが起こっていたらわかるが，そうでなければわかりにくい。関節血症がある場合は，半月損傷の徒手検査そのものがやりづらいし。

尚子：半月損傷があって，切れ端が関節内にはまり込んで，膝の曲げ伸ばしができなくなるのがロッキングですよね。

亮一：そうだ。ロッキングがないような状態では，半月損傷の単独損傷でも徒手検査だけで診断するのは難しい。膝の専門家ならわかるのかもしれないが，俺には無理だ。半月損傷の診断には MRI が有用なので，疑わしい場合は MRI 検査を行う。ただ，救急の現場では，そこまでやる必要はない。

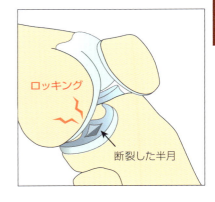

尚子：整形外科受診がお勧めやね。

亮一：ACL 損傷，半月損傷の有無は，整形外科にコンサルトして検査してもらうのがいいだろう。そろそろ X 線写真ができたんじゃないか？

──尚子は，電カルの画像で膝周囲に骨折がないことを，亮一とともに確認した。

尚子：X 線写真では，骨傷はないですね。MCL 単独損傷の診断で，ギプス・シーネ固定して，明日，整形外科を受診してもらいます。

亮一：大腿から下腿のギプス・シーネ，足関節はフリーにして足をつけるようにしておこう。松葉杖も処方しておく。荷重は疼痛自制内で許可だ。

尚子：ラジャー！

2 膝関節・下腿骨 ｜ 症例2

着地時に膝を捻って受傷

20歳，男性。バスケットボール部の練習中，ジャンプの着地時に右膝を捻った。受傷直後から膝周囲の腫脹と疼痛が強く，女子部員とともに来院した。

診察所見

—— 病歴を聴取した後，研修医・万里小路尚子がまず診察を行い，続いて指導医・猪熊亮一が一連の徒手検査を行った。骨傷を否定するために膝関節3方向撮影をオーダーし，患者はレントゲン室へ向かった。

亮一：局所所見は？

尚子：右膝関節の腫脹が強いです（図1）。膝蓋跳動は陽性で，疼痛のために膝の屈曲制限（＝痛くて曲げられない）があります。脛骨内側上顆に圧痛ありです。

亮一：膝の前方に創傷や皮下出血は？

尚子：先生もご覧になったように，ありませんでした。

亮一：膝の安定性はどう？

尚子：Lachman test や Anterior drawer test は，腫脹のためによくわかりません。外反動揺性があると思います。

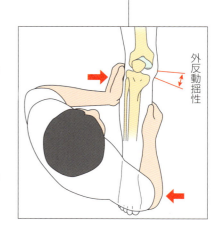

図1　右膝の腫脹，膝蓋跳動陽性

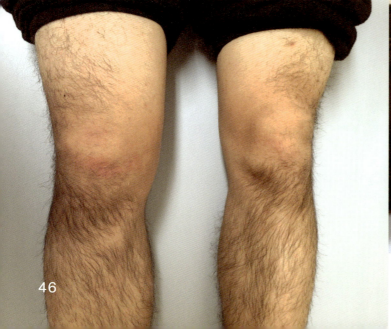
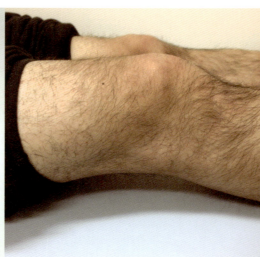

亮一：所見をまとめると，膝蓋跳動陽性，Lachman test 陽性，end-point なし。膝伸展位で外反動揺性（内側不安定性）があった。さらに，MCL の脛骨付着部（T）に圧痛があった。さぁ，何を一番に考える？

尚子：前十字靱帯（ACL）損傷と内側側副靱帯（MCL）損傷ですか…。

亮一：そうだね。おそらく関節血症があるだろうから，大腿骨顆部骨折や，脛骨プラトー骨折，脛骨顆間隆起骨折，あるいは骨軟骨骨折などの骨折は除外する必要はある。ただ，非接触外傷なので ACL 損傷の可能性が高いと思うよ。ACL 損傷を診断するための徒手検査は？

尚子：（弱々しく）Lachman test, Anterior drawer test, N-test と習いました…。

亮一：めずらしく元気がないな。どうした？

尚子：だって，さっき徒手検査をやってみましたが，私には Lachman test も，N-test もよくわからなかったし…。

亮一：それで落ち込んでるのか？

尚子：はい。

亮一：ACL 損傷の新鮮例では，関節血症のために腫脹と疼痛が強くて，徒手検査ではわかりにくいのは普通のことだ。そんなに落ち込むことはない。

尚子：そっかあー！ ウチがどんくさいわけやないんやね。よかったぁ。

亮一：Lachman test も anterior drawer test も，陳旧性の ACL 損傷では慣れればよくわかるが，新鮮例で関節血症による腫脹が強い場合はわかりづらいもんだ。この患者さんの場合，膝を捻ったという非接触外傷が受傷機転になっている。その後に膝関節の腫脹と疼痛があるので，骨折がなければ，まず ACL 損傷と考えていい。

尚子：MCL 単独損傷や半月損傷では関節内血腫はないんですか？

亮一：正しくは「関節内血腫」ではなく「関節血症」と言うことになっている。

尚子：MCL 単独損傷や半月損傷では「関節血症」はないんですか？

亮一：MCL 単独損傷でも深層断裂の場合や，半月損傷でも辺縁断裂なら関節血症を生じることはあるが，ACL 損傷や関節内骨折ほどは，たくさん血はたまらない。陳旧性の半月損傷では関節水症が多い。

尚子：ふーん，そうなんや。骨折がなくて膝関節血症でめっちゃ腫れていたら，まず ACL 損傷ってことですね。

亮一：MCL の深層断裂は頻度が低いから，ぶっちゃけて言うと，そういうことになる。この患者さんの場合，ACL 損傷＋αが一番疑われる。徒手検査でハッキリしなくても，まず間違いはない。

ACL損傷に合併するのは何だ？

尚子：その＋αってのは，何？！

亮一：ACL損傷に合併する損傷だよ．骨折以外には何を考える？

尚子：内側側副靱帯（MCL）損傷と半月損傷ですか？

亮一：いい答えだ．じゃあ，ACL損傷に合併する半月損傷は内側か外側かどっちが多い？

尚子：かの有名な unhappy triad をお尋ねですね．フフフ……この私をなめちゃあいけませんよ，師匠！

亮一：尚子は，少々落ち込んでるぐらいがちょうどよかったなぁ（笑）．それで，どっちが多い？

尚子：内側半月（MM）損傷に決まってるやん！

亮一：残念だが不正解だよ．新鮮ACL損傷で合併するのは外側半月損傷が圧倒的に多いんだ．

尚子：またまた，そんなこと言って．ウブな研修医を騙すつもりでしょう．「ACL，MCL，MM損傷を合併する膝関節損傷は治療が難しいので unhappy triad という」って，教科書に書いてありますよ！

亮一：ACL・MCL・MM損傷の合併を unhappy triad というのは，確かにその通り．でも，新鮮ACL損傷で合併する半月損傷は，大部分が外側半月（LM）損傷なんだ．

尚子：MM損傷は起こらんへんの？

亮一：新鮮外傷でMMも損傷されることはあるが，頻度はかなり低い．ACL・MCL・MM損傷の合併は，確かに unhappy には違いないが，かなりまれだと思って良いだろう．

尚子：そうなんや！ ACL損傷にMM損傷が合併することは，少ないってことですね．

亮一：人の話はしっかり聞かないとダメだ．新鮮ACL損傷ではMM損傷を合併する頻度が低いだけだ．

尚子：？？？

亮一：ACLの機能不全を残したまま，スポーツ活動や重労働をしていると，膝に異常な回旋力の負荷が続いて，徐々に内側半月が損傷してくる．つまり，陳旧性ACL損傷に合併する半月損傷は内側が多いんだ．

尚子：へぇー，そうなんや．ACL損傷と同時にMM損傷が生じるわけではないけど，ACL機能不全が続くとMMも損傷しやすいってことか！ 師匠，何でもよく知ってはりますねえ．

亮一：整形外科では常識だ。それと，現在はACL損傷や半月損傷に対する治療成績が著しく向上したので，いわゆるunhappy triadもそれほどunhappyではなくなった。

尚子：ほほーう。unhappy triadはもはや死語というわけか…。

関節穿刺の方法

——X線写真を確認したところ，膝周囲に骨折はなかった。尚子は，患者を診察室に入れて，膝の中の靱帯が損傷していること，血腫を抜いてからギプスで固定することを説明した。おそらく手術が必要になるので，専門医に紹介することも伝えた。

亮一：関節血症でかなり腫れて痛そうなので，関節穿刺して抜いてあげよう（図2）。俺がやるから，しっかり見て，次からは自分でできるように。

図2　膝関節穿刺

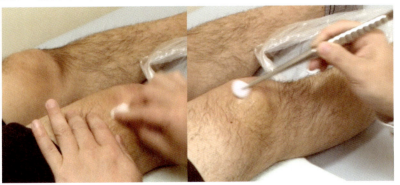
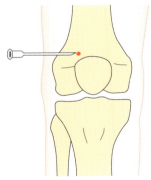

まずアルコール綿で穿刺部を中心に皮膚を拭く。次に穿刺部を含めて10cm四方の皮膚を，塩酸クロルヘキシジンアルコールやポビドンヨードで十分に消毒する。

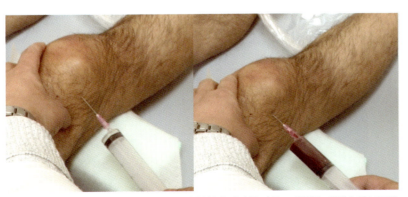
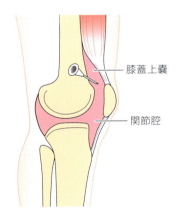

膝蓋上囊

関節腔

18G注射針を注射筒につけて，膝蓋骨近位外側から刺入する。（清潔）手袋を履いて処置した方がよいことになっている。

―― 亮一は，患者を診察ベッドの上に寝かせた。そして，右膝の外側をしっかりと消毒してから，ピンク針（18G）をつけた50ccシリンジを膝の外側から刺して吸引した。約40ccの穿刺血液を膿盆に出し，脂肪滴の有無をチェックする（図3）。

図3　穿刺した血腫に脂肪滴があるかどうか

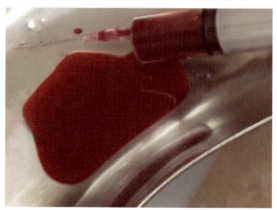

亮一：脂肪滴はないようなので，X線写真でわかりづらい小さな骨折もなさそうだ。
尚子：脂肪滴がある場合（図4）は，どうしはるんですか？
亮一：ACL損傷だけでも脂肪滴が出ることもあるが，X線写真ではハッキリしない転位のない骨折や骨軟骨損傷を生じている可能性がある。だから，穿刺した血腫の中に脂肪滴がある場合，CTやMRIを撮影するのがいいだろう。ただ，膝・スポーツの専門診でACLや半月損傷の精査のためにMRI検査をやるので，その時にわかるはずだ。
尚子：X線写真でハッキリした骨折がないことがわかれば，固定しておいて後日，精査でよいということやね。

図4　別の症例。膿盆を斜めに傾けると，ギラギラ光る脂肪滴が確認できる

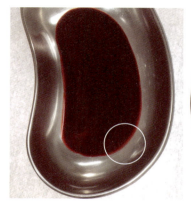 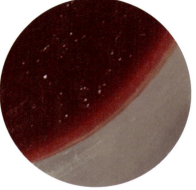

亮一：受傷機転が典型的な場合はそれでいいが，関節血症があって，かつ骨折がより強く疑われるような場合，例えば膝を地面にぶつけたような場合には，CT 検査を行えるならすぐに撮影した方がいい。それと，<u>関節穿刺を行ったら，穿刺液の所見をカルテに必ず記載する</u>。関節血症の場合には，脂肪滴の有無も忘れず記載する。そして，患者さんに骨折の可能性を説明しておく。

尚子：わかりました。脂肪滴（−）と入力しておきます。

—— 関節内にたまった血液を抜いて少し楽になった患者が，尚子と亮一に向かって話しかけた。

患者：前十字靱帯ですか？
尚子：そうなのよ。よくご存知ですね。
バスケ部の女子部員：私も前十字切って藤崎先生に手術してもらいました。うちのチーム，彼で 4 人目なんですよ。前十字の損傷。あと 3 人は女子選手なんですけどね。
亮一：女性に多いからね。
患者・女子部員・尚子（異口同音）：女性に多いんですか？
亮一：おそらく，男性に比べて筋力が弱いことと，関節が柔らかいことが一因だと思うよ。サッカーのなでしこジャパンの選手も何人か ACL を切ってるよ。
患者・尚子（異口同音）：へぇー

亮一：ACL 損傷の救急での初期治療としては，大腿から下腿のシーネ固定と松葉杖処方でいい。MCL 損傷と同じで完全免荷にしなくていい。精査してから手術になると思うので，早めの整形受診だな。スポーツ整形の藤崎晋太郎の外来予約をとってあげて。
尚子：ラジャー！

PCL 損傷の診断はどうやるの？

—— すべての処置を終えて，患者は松葉杖をついて診察室を後にした。

亮一：膝の靱帯損傷では MCL と ACL が多いけど，後十字靱帯（PCL）損傷の診断は知っている？
尚子：そんなの，学生でも知ってますよ！ 後方引き出しテスト陽性なら PCL 損傷です。
亮一：間違いじゃないが，まさに学生レベルの回答だな。

尚子：もったいぶらずに，可愛い研修医に教えてあげよう！

亮一：まず，受傷機転が ACL 損傷とはかなり違う。

尚子：ACL と PCL では，受傷機転がそもそも違う？

亮一：ACL 損傷はジャンプの着地やピボット動作での損傷が多いが，PCL 損傷は転倒ですねをぶつけたり，交通事故で車のダッシュボードに下腿をぶつけたりして受傷することが多い。

尚子：ACL は非接触外傷で，PCL は接触外傷ってことですね。

亮一：そういうことだ。

尚子：膝の下を強打して，大腿に対して下腿が相対的に後方に動くような力がかかって，PCL が受傷するわけですね。

亮一：さっき，患者さんを診察してたときに，「膝の前方に創傷や皮下出血はないか？」って聞いただろう。

尚子：そっかぁー，読めた！「膝や下腿の前方に創傷や皮下出血があれば，その部分を打撲しているので PCL 損傷も頭においておけよ」っていうのを回りくどく教えたかったんですね。亮一先生も一緒に診察して下さったのに，何故かお尋ねになったので，師匠の認知機能に異常を来したのかと，実はかなり心配してたんですよねぇー（笑）

亮一：もう教えてやらねえ！

尚子：男前がすたりますよ，先生。

亮一：PCL 損傷は，新鮮外傷でも膝の疼痛や腫脹は比較的少ないし，本人の自覚症状が少ないことも多いんだ。もちろん，合併損傷があれば疼痛は強いこともあるけどね。

尚子：じゃあ，見逃されることも多いのでは？

亮一：よく見逃されている。それと，新鮮外傷では，PCL の脛骨付着部の骨折もよくある。X 線写真の側面像をよく見ることだ。

尚子：靱帯の実質損傷だけでなく，付着部の裂離骨折にも注意ですね！

Posterior sagging の見かた

亮一：徒手検査としては，後方引き出しテストもあるが，わかりやすいのは後方落ち込み（posterior sagging）だ。

尚子：ほほーう，sagging の方がよくわかる？

亮一：Posterior sagging はどうやって調べるんだ？

尚子：患者さんにベッドに寝てもらって，両膝を直角に曲げてもらう。大腿骨と脛骨の位置関係を比べて，重力で脛骨が後方に落ち込んでいたら陽性で，PCL 損傷ありです。

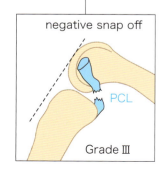

亮一：それでいいが，脛骨の後方への落ち込みはどういうふうに見るんだ？

尚子：横から見て，膝蓋腱から下腿が後方にボコンと落ち込んでる図が，教科書に出ています。

亮一：PCLが完全に断裂して全く機能していなければ，教科書に載っている典型的な図のようになるので，横から見れば尚子でもすぐわかる。

尚子：私でもわかる。逆に言うと，そこまでグラグラじゃない時は，意外とわかりづらいってことですね。

亮一：その通り。

尚子：そういう場合，どうやって診察するの？

亮一：大腿骨と脛骨の内側顆どうしの位置関係を，両側で比較すればいい。

尚子：おぉー！ 初耳です。

亮一：関節血症があっても，大腿骨と脛骨の内側顆は皮下のすぐ下に触れる。膝を90°に曲げて，大腿骨と脛骨の内側顆を触れると，普通は脛骨内側顆が大腿骨内側顆より少し前に位置する。

尚子：普通は，脛骨が前。

亮一：PCL損傷があると，脛骨が後方に落ち込むので脛骨内側顆の位置が正常より後方になる。両膝を同時に曲げてもらって左右を触れれば，違いがわかるぞ。

尚子：なるほど。大腿骨と脛骨の位置関係を一番把握しやすいのが，それぞれの内側顆の部分だってことか。

亮一：そういうこと。それとPCL損傷があると，脛骨が後方に落ち込むので前方引き出しテストをやると，脛骨が後方に落ち込んでる分だけ，大腿骨に対して脛骨の動きが大きくなる。

尚子：ふむ，ふむ。大腿骨に対して脛骨の動きが大きくなる。

亮一：そのために，前方引き出しテスト陽性と誤って判断して，ACL損傷と診断してしまう場合がある。PCL機能不全のために後方に落ち込んだ分だけ，脛骨の前方への動きが相対的に大きくなっている。それを引っ張り出して，正常の位置まで戻しただけなのに。

尚子：先生，若い時にやらかさはったんですか？

亮一：やらかしてない！！

2 膝関節・下腿骨　症例3

風呂場で転倒、膝を打撲

26歳，男性。風呂場ですべって転倒し，左膝を打撲した。直後から左膝痛が強くなり来院した。

X線所見

―― 研修医・万里小路尚子は病歴を聴取し，一連の診察を行った後，X線検査をオーダーした。しばらくして，電カルでX線画像（図1）が見られるようになったので，尚子は指導医・猪熊亮一を呼んだ。

尚子：膝蓋骨骨折ですね。
亮一：そのようだ。
尚子：初期治療は，大腿から下腿のギプス・シーネ固定でいいですよね。
亮一：それでいいだろう。膝の伸展装具でもいい。

図1　膝蓋骨骨折（横骨折）

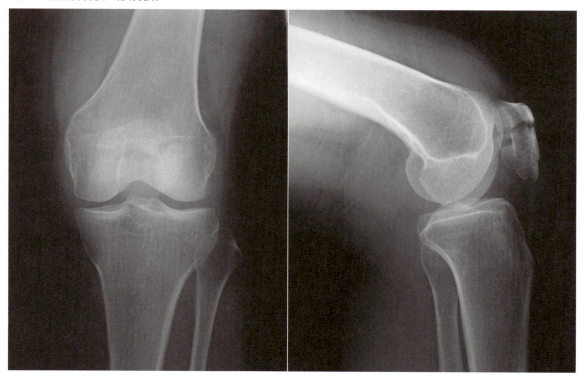

尚子：手術になるんですか？

亮一：このケースは難しい。

尚子：あまり転位がないので，手術は簡単そうに見えますけど？

亮一：いや，手術した方がいいのかどうかを決めるのが難しい。

尚子：あっ，そういう意味ですか。転位が少ないから？

亮一：そうだな。膝蓋骨骨折にはいろいろなタイプがある。手術が必要かどうかは，膝の伸展機構を再建する必要があるかどうかで判断するもんなんだ。

尚子：膝蓋骨って，膝を伸展させるための滑車の役割をしているんですよね。これがないと，膝を伸ばすのに大きな力が必要になってしまうわけですね。

膝蓋骨骨折のパターン

尚子：膝蓋骨の骨折のパターンっていくつあるのですか？

亮一：英語の教科書では，"stellate fracture"というのが出てくる。星形に割れちゃう骨折だ。肩甲骨や頭蓋骨のような薄い骨でよく起こる。膝蓋骨にもこのタイプの骨折がある（図2）。普通はあまり転位していない。

尚子：星形ってことは，バラバラになってるわけですよね。

亮一：正面像では星形に割れているので派手な骨折に見えるが，通常は伸筋支帯は損傷されない。要するに膝の伸展機構が障害されていないことが多い。

尚子：へぇー，骨折していても，膝を自力で伸ばせるってことですか？

図2 膝蓋骨骨折のパターン

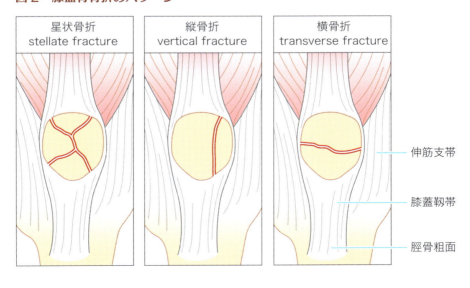

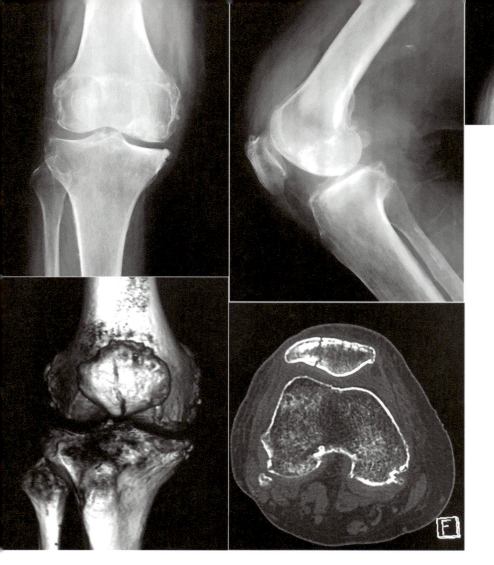

図3 縦割れ骨折（vertical fracture）の例

亮一：そう。ベッドに腰掛けた状態で，重力に抗して膝を伸ばせるかどうか。それができれば，原則として手術しなくてよい。縦割れ骨折（vertical fracture）も同じだ（図3）。そんな骨折を手術して，成績が良かったと喜んでいる医者が時々いる。何もしなくても良くなるのだから，手術して成績が良いのは当たり前だ。

尚子：いま診ている患者さんのパテラは，横に骨折線があります（図1）。

亮一：横骨折（transverse fracture）だね。転位が全くない横骨折では，伸筋支帯は損傷されていないことが多い。この場合も手術は原則不要だ。ただ，膝を曲げると伸展機構が損傷されてしまう可能性があるので，ギプスなどで膝を3〜4週間ほど伸展位に保ってあげることが大切になる。

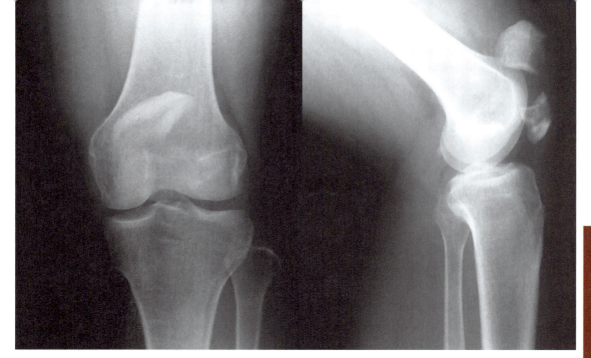

図4 転位がある膝蓋骨横骨折の例
手術の絶対適応である。この場合は，膝を重力に抗して自力で伸展できない。

尚子：なるほど〜。じゃあ，横骨折で転位があったら？
亮一：転位がある横骨折（**図4**）では，伸筋支帯が損傷されて，膝の伸展機構も損傷されるので，手術適応になる。
尚子：いま診ている患者さんは…
亮一：横骨折だが転位は少ないね。ひょっとしたら膝を自力で伸展できるんじゃないか？ もし伸展が可能だったら，保存療法も選択肢に入ってくる。
尚子：膝を自力で伸展できるかどうかは，調べませんでした。患者さんが戻られたら診察してみます。でも，関節面の転位は問題にならないんですか？
亮一：良い質問だ。PF関節（膝蓋−大腿関節）は荷重関節ではないので，数ミリ程度の転位は疼痛の原因にはならないことが多い。

尚子：まとめると，この患者さんの場合，膝の伸展機構が保たれている可能性があって，かつ，関節面の転位の程度も大きくないので，手術をするメリットがすごく多いってわけではない。なので，手術すべきかどうか悩むってことですね。
亮一：そういうこと。手術すれば，外固定を使用せずにすぐに膝のROM exercise（可動域訓練）が始められるというメリットはある。関節面もほぼ解剖学的に戻せるだろうが，どんな手術にもデメリットはあるからね。
尚子：皮膚を傷つけるとか，感染といったデメリットですね。
亮一：そうだな。

膝蓋骨骨折の固定法

―― 患者が診察室に戻ってきたので，診察ベッドに腰掛けて膝を伸ばしてもらった。重力に抗しての膝の伸展は何とか可能である（図5）。尚子は，手術のメリットとデメリット，保存療法のメリットとデメリットを説明した。そして，大腿から下腿にかけて伸展装具（図6）を装着し，松葉杖を処方した。患者は，明日の整形受診までにどうするか決めてくるとのことだった。

図5　膝の伸展

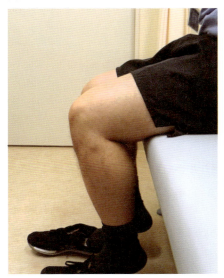
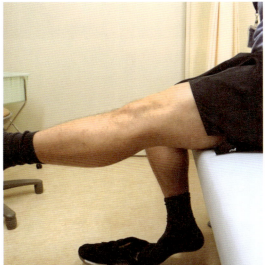

図6　膝伸展装具

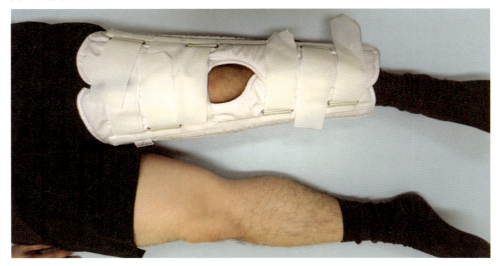

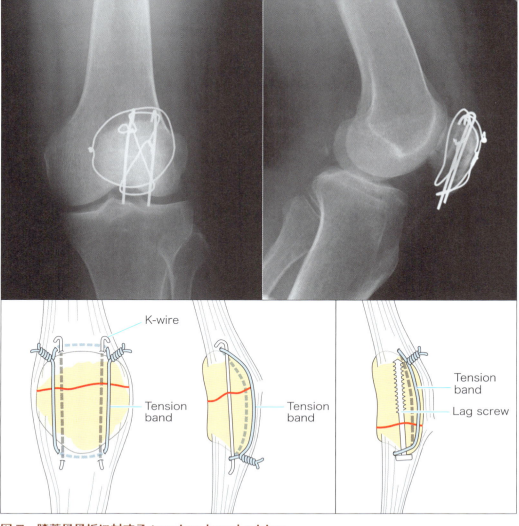

図7 膝蓋骨骨折に対する tension band wiring
巻きワイヤーは8の字に巻くことも多い（上の写真）。

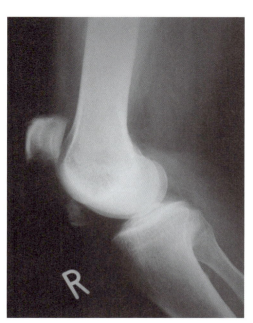

尚子：手術する場合は，どんな手術をするのですか？

亮一：多くは，テンション・バンド・ワイヤリングっていう，鋼線と巻きワイヤーで固定するんだ（図7）。下極の骨折（図8）などでは，鋼線の代わりにスクリューを使用することもあるけどね。

尚子：骨折の固定といっても，いろんな技があるんですね。

図8 膝蓋骨下極の骨折
（関節面をほとんど含まない骨折）

膝蓋骨骨折の鑑別疾患

亮一：膝蓋骨骨折と鑑別を要する疾患を知ってる？

尚子：分裂膝蓋骨！

亮一：ご名答！　説明できるか？

尚子：正常では膝蓋骨は1つの骨ですが，これが元から2つ以上に分裂しているもの。無症状の場合が多い。外側上方に分裂があるタイプが圧倒的に多い。両側例もけっこうある。

亮一：合格だ。成長過程での癒合不全なのか，成長期の疲労骨折なのか，原因は不明だけどね。

尚子：痛みを伴うと，膝蓋骨骨折との鑑別が必要になるってわけですね。

亮一：痛みを伴う分裂膝蓋骨のことを「有痛性分裂膝蓋骨」っていうんだよ。スポーツ活動や打撲などがきっかけになって，膝蓋骨の近位側に疼痛を訴えるようになる。局所安静で軽快することが多いんだが，患者さんに説明するときに骨折と説明すると，あとでややこしくなるから要注意だな。

図9　分裂膝蓋骨

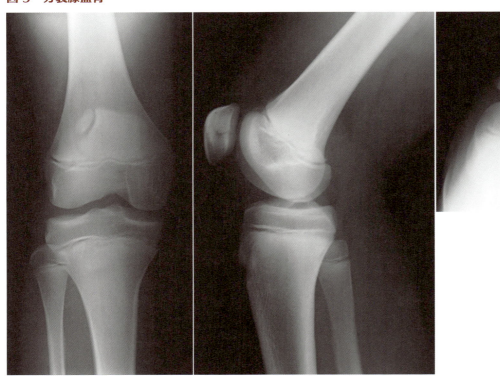

2 膝関節・下腿骨　症例4

転倒後の下腿痛

12歳，男児。運動会の練習中に友達とぶつかり転倒，右下腿をひねった。痛みのため歩行不能となり，担任の先生と母親に付き添われて来院した。

—— 研修医・万里小路尚子は担任から受傷時の状況を聞き，母親から既往歴を聞いた。患児は右下腿を痛がり，下腿中央部に腫脹と圧痛がある。下腿の変形はハッキリしない。感覚障害はない。膝関節の自動運動は可能だが，動かすと疼痛は増悪する。膝周囲には腫脹はない。足関節の自動底背屈は可能である。

—— 尚子は，右下腿骨折の可能性が高いことを母親と担任に説明し，両下腿2方向のX線検査をオーダーした。指導医・猪熊亮一は，その様子を後ろに立って眺めていた。

尚子：右脛骨骨幹部骨折のようです。
亮一：そのようだな。

骨折の読影は ABCs をチェックせよ！

—— しばらくして，電カルでX線写真を表示できるようになった。右脛骨の骨幹部骨折がある（図1）。

亮一：骨折の読影では，ABCs をチェックしろって言われている。
尚子：初耳です。
亮一：Alignment, Bone, Cartilage, Soft tissue の頭文字だ。
尚子：Alignment（アライメント）ってのは，骨相互の配列・位置関係がズレてないかどうかってことですよね。
亮一：骨折による転位でアライメントが崩れて，内反や外反になっていないかなどをチェックする。それだけじゃなくて，過去の骨折による変形や，先天的な変形によるアライメント異常も見逃さないように。
尚子：Bone っていうのは，文字通り骨折の有無ですね。
亮一：しっかり骨折していたら尚子でも見逃すことは少ないだろう。微妙な骨折では，骨皮質の連続性が途切れていないかどうかをみることが大切だ。海綿骨部

の骨折では骨梁の断裂や乱れをチェックする。

尚子：大腿骨頚部骨折の Garden stage I なんかでは，骨梁をしっかり見ないとわかりませんもんね。

亮一：そうだ。

尚子：Cartilage ってのが，よくわからん！

亮一：X 線写真では，軟骨そのものは見えない。関節裂隙の狭小化や，椎間板腔の狭小化などを X 線写真ではチェックしておこうってことだな。

尚子：そう言えば，骨端線も軟骨でしたね。

亮一：その通り。小児では骨端線損傷にも注意だ。

尚子：Soft tissue は，筋や皮下の腫脹を見ろってことですか？

亮一：それに加えて，異物がないかどうかもチェックする。さらに，関節血症で関

Garden 分類
10 ページ参照

図1　右脛骨骨幹部骨折

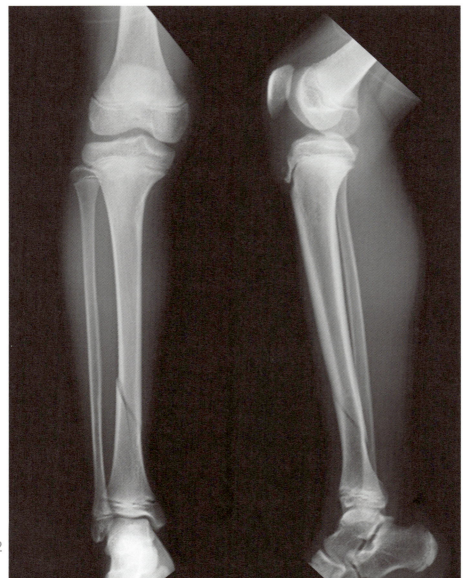

節内に血腫があると，軟部組織にも影響が出てくる。肘なんかでは fat pad sign から骨折を疑うこともある。そういう例に遭遇したら教えるよ。

尚子：よろしくお願いします。ところで，師匠はいつも「X線写真は軟部からチェックしろ」とよく仰ってますが，ABCs では見る順番が最後ですが…

亮一：語呂合わせで ABCs になっているだけだ。骨折の診断では，すぐに骨の方に目がいってしまう。そのために，どうしても軟部組織を見ることがおろそかになってしまう。それは仕方ないことなんだが，軟部の評価を忘れないように，まず最初にチェックしろってことだ。

尚子：なるほど。

ギプス固定の原則

亮一：治療はどうする？

尚子：転位はないので，保存療法ですね。

亮一：子供の脛骨骨幹部骨折は，少しぐらい転位があっても，整復してギプス固定で治療するのが原則だ。大人の場合は，手術することが多い。

尚子：この子の場合は，どこからどこまで固定すればいいのですか？

亮一：ギプス固定の，固定範囲の原則は何だ？

尚子：『整形虎の巻』に，ギプス固定は「骨折部を挟む2関節固定が原則」と書いてありました。ということは，膝関節と足関節を含めた固定が必要ということになりますね。

図2　長下肢ギプス固定（long leg cast）

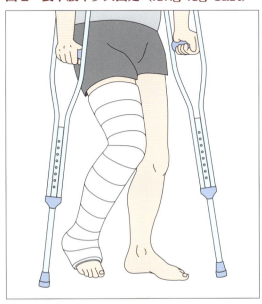

亮一：ご名答だ。脛骨の骨幹部骨折では，長下肢ギプス固定（long leg cast；図2）が原則だ。短下肢ギプス固定（short leg cast）ではダメだ。

尚子：でも，「2関節固定が原則」って書いてあるのに，橈骨遠位端骨折では上腕からではなくて，前腕からギプス固定してませんでした？

亮一：もちろん，しっかり固定力を得ようとすれば，肘より近位からの長上肢ギプス固定（long arm cast）がいい。ただ，関節に近い骨幹端部の骨折では，2関節固定しなくても十分に固定力が得られることもある。

尚子：肘や膝を固定されると，生活が不自由になりますからね。

亮一：そうなんだ。ただし，骨幹部の骨折では

2関節固定しないと十分に骨折部を固定できない。脛骨骨幹部骨折では骨折部を挟んで膝関節と足関節を固定する。

尚子：大腿から足までギプスを巻くってことですね。

亮一：膝を動かせる方が楽だろうと思って，下腿から足までのギプスでは，骨折部がぐらつく。どうなると思う。

尚子：骨折部がズレる！

亮一：それもあるんだが，短下肢ギプス固定では十分な除痛が得られない。患者さんはとっても痛いんだ。だから，必ず大腿からのギプス固定が必要だ。少なくとも受傷から4週間は膝上からのギプス固定を行う。

尚子：ラジャー！

亮一：前腕の骨幹部骨折でも同じだ。肘上からギプスを巻く。

尚子：ところで，初期治療としてギプス・シーネではダメですか？

亮一：できれば，ギプス固定の方がよい。骨幹部骨折は基本的に不安定だから，固定力が高いギプスの方がよい。ただ，腫脹が強い場合や，腫脹が強くなりそうな場合には，ギプス障害（ギプスによる循環障害など）も危惧される。それで仕方なく，ギプス・シーネ固定にせざるを得ない場合はある。

尚子：難しいところなんですね。

亮一：ギプス・シーネなら循環障害は起こりにくいからね。ただ，固定力を考えるとギプスにしてあげたい。ギプス固定で循環障害が心配な場合には，ギプスに割(かつ)を入れて，下巻きまで切っておくことだ。

尚子：ギプスカッターで割入れして，下巻きまで切っておく。

亮一：それと，ギプス固定した時には，循環障害や神経麻痺の説明をしておくこと。帰宅後に疼痛が強くなったり，皮膚の色調が悪くなったり，運動障害が生じたりしたら，必ず病院に連絡するように説明しておくことだ。多くの病院では，そういう注意事項が書かれたパンフレットを渡していると思う。

尚子：わかりました。

2 膝関節・下腿骨 | 症例5

受傷後数日たってからの膝腫脹

75歳，男性。10日ほど前に転倒して左膝を打撲した。3日前から左膝の腫脹と疼痛を自覚。本日になって疼痛が強くなり来院した。歩行は可能である。

診察所見

―― 研修医・万里小路尚子は患者から現病歴を聞いている。

尚子：打撲したのは，左膝ですか？
患者：そこらじゅうぶつけたからよく覚えてないんやけど，しばらく膝小僧にキズがあったから，膝もぶつけたと思うで。
尚子：そうですか。ずいぶん腫れてますが，いつからですか？
患者：2〜3日前から痛みはじめましたわ。今日になって，痛みと腫れがとにかくひどくなって。
尚子：ずいぶん腫れて，赤くなってますね。すねのほうまで腫れてますね。現在治療中のご病気はありますか？

図1　左膝の発赤・腫脹

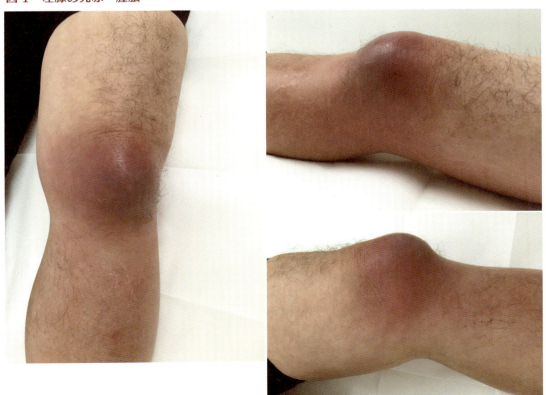

患者：血圧と，糖尿です。
尚子：インスリンは使っておられますか？
患者：飲み薬だけです。糖尿のアレが，6.5 ですわ。
尚子：HbA1c ですね。
患者：それや，それ。

── 患者をベッドに寝かせて，尚子は膝の屈伸を調べた。膝の屈伸は可能である。膝蓋骨の前方部を中心にぷっくりと膨れて赤くなっている（図1）。膝から下腿にかけて発赤と腫脹がある。

尚子：まずはレントゲン写真を撮って，骨を調べてみましょう。

── 珠子ナースの誘導で，患者はレントゲン室へ向かった。診察の様子を後ろから見ていた指導医・猪熊亮一が，いつものように声をかけた。

亮一：何を考える？
尚子：滑液包炎ですかね。骨折を除外する必要はありますけど…。

滑液包炎とは

亮一：滑液包ってどんなものだ？
尚子：関節周囲にあって，滑膜と似た組織からなる小さな袋です。
亮一：そうだな。役割は？
尚子：摩擦の軽減ですね。
亮一：滑液包には，腱や靭帯の摩擦とか機械的な刺激を緩衝する働きがあるといわれている。その袋が炎症を起こして腫れる状態が滑液包炎だな。
尚子：なるほど。
亮一：正確には，「膝蓋前滑液包炎」という。長時間膝を曲げていたり，膝立ち姿勢を続けることで慢性炎症として発生することが多いが，外傷性のものもある。意外に痛くないのも特徴だ。
尚子：今の患者さんは，けっこう痛がってましたよ。
亮一：だから鑑別が必要なんだよ。
尚子：骨折？
亮一：違うよ。局所所見をよく思い出してみろ。

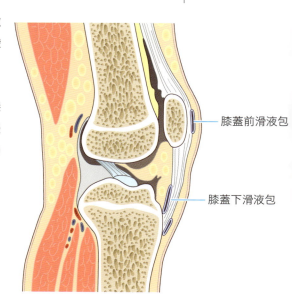

尚子：そうか！　感染やね。

亮一：ご名答。

尚子：糖尿病による易感染性を背景として生じた，化膿性膝蓋骨前滑液包炎ですね。下腿まで腫脹・発赤があったから，感染が波及して蜂窩織炎になっていると…。まさか壊死性筋膜炎とか？！

図2　軟部組織感染

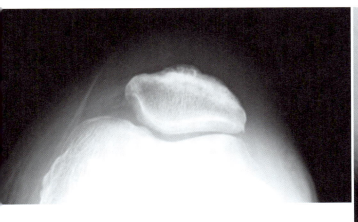

亮一：その可能性はないとは言えないが，膝前方にかなり限局した発赤・腫脹があるので，今のところは化膿性滑液包炎がメインで，それに付随した下腿の蜂窩織炎だろうな。

尚子：バイタル測定しておけばよかったなぁ。

亮一：珠ちゃん，体温と脈拍数は？

珠子：37.4℃の微熱で，脈拍数は78，整です。

尚子：珠ちゃん凄ーい。血液検査もオーダーしておけばよかった。

亮一：代わりにオーダーしておいたよ。

尚子：さすが私の優秀な上司やわぁ（笑）

――やがて患者が診察室へ戻ってきた。X線写真（図3）を確認すると，膝蓋骨の前方の軟部組織が腫れているが，骨傷はない。

図3　膝蓋骨前方の軟部腫脹。骨傷は見られない

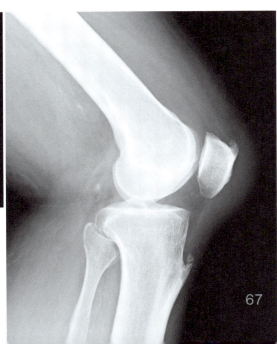

尚子：骨折はないようです。軟部の腫脹が著しいですね。
亮一：膝蓋骨前方の軟部が著しく腫脹している。滑液包炎の所見だな。
尚子：滑液包を穿刺した方がいいですか？
亮一：そうだな。膝蓋前滑液包は膝蓋骨の前面にあって膝関節とは交通していない。表面を刺せばすぐに引ける。関節穿刺よりずっと簡単だ。
尚子：よーし，やってみます。

滑液包を穿刺・吸引する

—— 血液検査の結果はまだ出ていないが，尚子は患者を診察室へ呼び入れた。そして，糖尿病を背景とした化膿性滑液包炎である可能性が高いこと，滑液包を穿刺して貯まっている液の状態を見ることを説明した。ピンク針をつけたシリンジを用意し，珠子に助けられながら，尚子は腫れ上がった滑液包を穿刺・吸引した。排液された貯留液は，血性の膿であった。

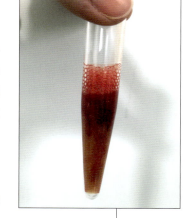

尚子：培養検査に出します。鏡検と培養，感受性検査のセットでお願いします。
亮一：ついでに関節液も抜いて鏡検と培養，感受性検査のセットに出そう。
尚子：了解。
珠子：血液検査の結果も出ました。CRP 8.0，WBC 13,500 です。
亮一：まあ，感染なので当然の数値ではあるな。
尚子：血液培養検査は必要ですか？
亮一：血培の目的は？
尚子：菌血症になっているかどうかの確認，起炎菌の同定，抗菌薬選択の指標ってところでしょうか。
亮一：間違いではない。敗血症とはどんな状態だ？
尚子：細菌によって引き起こされた全身性炎症反応症候群（SIRS：systemic inflammatory response syndrome）です。
亮一：じゃあ，SIRS の基準は？
尚子：高熱（＞38℃）または低体温（＜36℃），心拍数＞90/分，呼吸数＞20/分または $PaCO_2$＜32 torr，白血球数＞12,000/μℓ または＜4,000/μℓ または未熟白血球数＞10％のうち2項目以上を満たす病態です。SIRS の原因が感染症である時に敗血症と診断します。
亮一：おぉ〜　ご名答！
珠子：尚子先生，すごーい！

亮一：この患者さんの場合，SIRS になっていない。

尚子：だから血培は不要なん？

亮一：そうとも言い切れない。初期感染巣が膝なら，今のところは血培は不要だと思う。ただし，例えば感染性心内膜炎などの初期感染巣が他にあって，血流感染を経て化膿性膝蓋前滑液包炎が生じた可能性もある。

尚子：その場合は，血培も有用なんですね。

亮一：陽性率の問題もあるが，血培が陰性なら…

尚子：膝が初期感染巣である可能性が高くなる。

亮一：そうだな。陽性なら…

尚子：他の部位の感染も調べなきゃいけない？

亮一：理論的にはそうなる。ただ，今回のケースでは，膝の打撲と挫傷後にその部分に感染が生じているので，初期感染巣は膝と考えるべきだろう。なので，血培は必須ではないと思う。

尚子：わかりました。抗菌薬静注で開始して，整形外科へコンサルトします。

亮一：それでいいだろう。

—— 尚子は，院内 PHS で整形外科へコンサルトした。以後は，整形外科で対応することになった。

尚子：今回は化膿性膝蓋前滑液包炎でしたけど，普通の滑液包炎ではどんな貯留液が引けるのですか？

亮一：まず，普通の膝蓋前滑液包炎の場合は，プックリとふくれているだけで発赤はない。穿刺液は，関節液みたいな淡黄色透明な場合が多い。外傷性滑液包炎の場合は，最初は血性で徐々に淡血性になることが多い。

尚子：ふーん。

亮一：膝以外にどこにできやすい？

尚子：肘関節や足関節ですか。

亮一：そうだな。関節周囲にはたくさん滑液包があるので，どの部位でも滑液包炎は起こる。ただ，皮膚から近い肘や足関節周囲の滑液包炎は顕在化しやすいんだろうね。

尚子：なるほど。

2 膝関節・下腿骨　症例6

階段から落ちて受傷、立位不能

32歳，女性。駅の階段から転落して受傷。右膝の腫脹と疼痛が強く，立位不能となり，救急車で搬入された。

診察所見

―― 研修医・万里小路尚子は救急隊員と本人から現病歴・既往歴等を聞いた。バイタル・サインには大きな問題はない。意識レベルも問題なく，右下肢以外目立った外傷はない。右膝から下腿にかけて擦過傷があり，膝の腫脹は顕著である。右膝は疼痛のために動かせないが，足関節や足趾の底背屈は可能である。

―― X線検査をオーダーした後，尚子は院内PHSで指導医の猪熊亮一に連絡を取った。手術室のナースがPHSをとった。

ORナース：猪熊先生のPHSです。
尚子：万里小路です。もう終わるよね。
ORナース：閉創されてます。
尚子：先ほど連絡があった救急車，到着しましたとお伝えください。
亮一：どんな具合だ？
尚子：あっ，先生。32歳の女性で，全身状態は問題ありません。右膝の外傷のみのようです。併存症も特にないです。
亮一：わかった。こっちの処置が終わったら，すぐにそっちへ向かう。
尚子：了解です。待ってます！

―― 電カルに現病歴等を入力して待機していると，珠子ナースが声をかけた。

珠子：今日は，めっちゃ忙しいですね。先生，お昼もまだでしょう。
尚子：本当に忙しいよね。亮一先生も翔ちゃんも朝からずっとオペ室だもんね。
珠子：先生も，一緒にオペされてたんでしょう。
尚子：そうだけど。ここほれワンワン状態（笑）
珠子：ぎゃはは！
尚子：「救急車が来るので，お前はそっち診ておけ」って言われてオペ室から出てきたの。

関節内骨折とは

——しばらくして，患者が戻ってきた。少し遅れて亮一も診察室へ来た。電カルの画面にX線写真（**図1**）を出す。

尚子：脛骨プラトー骨折ですね。脛骨顆部の外側が落ち込んでいますね。

亮一：外側型の脛骨プラトー骨折だな。

尚子：けっこうズレてるので，手術ですね。

亮一：そうだな，手術適応だ。「関節内骨折」っていう言葉は知ってるよな。

尚子：関節面を含む骨折のことですよね。

亮一：「骨折が関節の内部にまでおよび，関節面が転位しているもの」を関節内骨折という。骨幹部の骨折と何が違う？

尚子：海綿骨の部分の骨折？

亮一：正しい。他には？

尚子：うーん。

亮一：治療の問題なんだけど。

尚子：骨幹部骨折より治療が難しい？

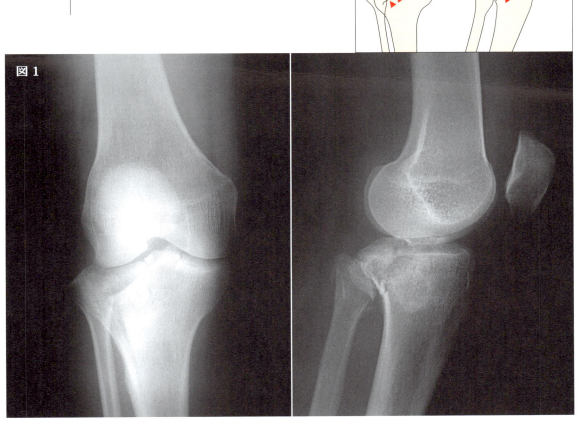

▲ 陥没した骨片

図1

亮一：そうなんだけど，どうして難しいと思うんだ？

尚子：関節なので，キッチリと整復する必要があるから。

亮一：なぜ，キッチリと整復する必要があるんだ。

尚子：そっか，わかった。しっかり整復しないと，関節が痛んでしまうから治療が難しいんだね。

亮一：そうだ。関節面に転位を残してしまうと，関節適合性が悪くなって，二次性の変形性関節症になる。だから，骨幹部骨折よりも，より正確な整復が要求されるんだ。

関節内骨折の手術適応

尚子：じゃあ，関節内骨折で転位があるものは，すべて手術適応ってことになるんですか？

亮一：理論的にはそういうことになるんだが，許容範囲ってもんがある。

尚子：これくらいズレてたらアウトっていう範囲があるってことですね。

亮一：関節の種類や部位によっても異なるけどね。

尚子：脛骨プラトーの場合は，どうなんですか？

亮一：外側と内側で違う。

尚子：この患者さんは，外側プラトー骨折ですよね。この場合は？

亮一：手術の絶対適応になる陥没の程度は，2mmとか，5mmとか，10mmとか言われてる。

尚子：何で3つも基準があるん？

亮一：脛骨プラトー骨折の長期成績を調査した論文があって，それには機能成績に差が出たのは10mmというカットオフ値が示されている。2mmの転位が残ると成績が悪かったという，ちゃんとした論文はない。

尚子：じゃあ，なぜ，2mmという基準が出てくるの。

亮一：よくはわからないが，エキスパートオピニオンとしてそういうふうに書いてある教科書があったんだろうな。骨折型によっても多少は違うだろうが，2mmの転位には手術の絶対的適応はないと思うよ。

尚子：じゃあ，5mmは？

亮一：これも難しいね。20年を越えるような長期成績を評価した論文はないはずだ。ただ，5mmもズレてる関節面を見ると，整形外科医は気持ち悪いんだ。理論的には整復した方がいいし，外側プラトーの手術はそんなに難しくなくて，キッチリ治せる。だから5mmは，手術していいんじゃないかと思うね。

尚子：何かスッキリせえへんけど，わかったことにしてあげます（笑）。関節部の骨折

　　　　なので，靱帯損傷とか，半月損傷とかを合併することもあるんやないんですか？

亮一：それは鋭い指摘だな。実は脛骨プラトー骨折では，関節面の陥没の程度も問題ではあるが，合併する靱帯損傷とか半月損傷の方が，機能成績により影響すると考えられている。

尚子：やっぱり私って鋭いねぇ（笑）。関節内骨折では，骨の問題だけじゃなくて，靱帯や半月などを含めた，関節全体をトータルに評価して治療することが大切なんですね。

亮一：そういうことだ。それと，脛骨プラトー骨折では，内側型の方が合併症が多くて，関節面の整復の許容範囲が狭いと考えられている。内側型では2mmでもいいかもしれないな。

尚子：へえー。内側と外側で違うんだね。

亮一：この患者さんの骨折は，外側脛骨プラトー骨折だが，転位は10mmはあるので手術の絶対適応と考えてよい。

尚子：了解です。ギプス・シーネ固定して，入院・手術の段取りをつけてもらいます。

足関節・足 3

足関節の靱帯

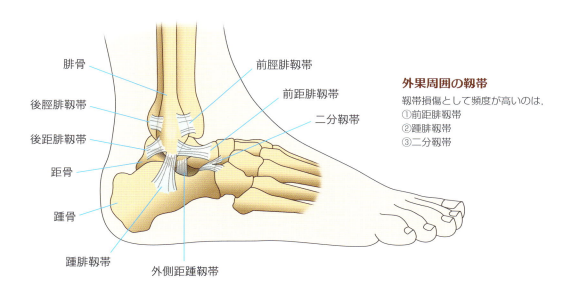

外果周囲の靱帯
靱帯損傷として頻度が高いのは，
①前距腓靱帯
②踵腓靱帯
③二分靱帯

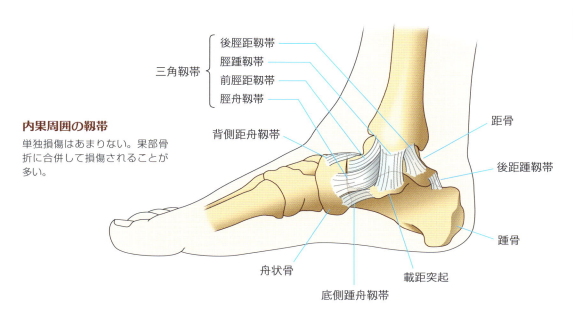

内果周囲の靱帯
単独損傷はあまりない。果部骨折に合併して損傷されることが多い。

足関節周囲の解剖

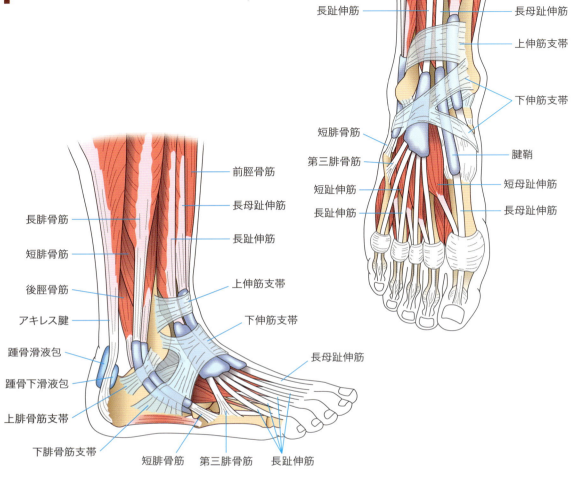

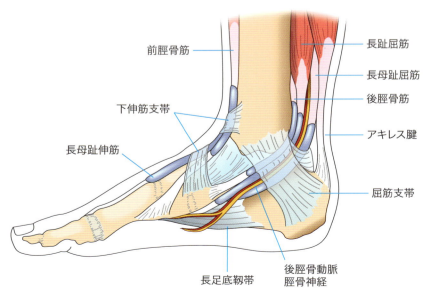

X線単純写真と骨の名称

- 局所所見から，受傷部位が足関節なのか足部なのかを判断してからX線検査をオーダーします。
- 初心者は，Ottawa ankle rule を参考にして，どの部位を撮影するかを決めればよいでしょう。もちろん，足関節と足部の両方が損傷されている場合もあるので，両方の撮影をオーダーすることもあります。足関節の損傷なのに，足部のX線写真だけオーダーするというのはアウトです。足部の損傷なのに，足関節のX線写真だけオーダーするというのもダメです。これらは，整形外科を専門にしない先生がよくやる失敗の1つです。
- 踵骨骨折が疑われる場合には，通常の足関節や足部の撮影に加えて，軸位像とアントンセン像を追加することがあります。

足関節；正面像
内果に対して外果の方が長い。そのため，内反捻挫が起こりやすい。

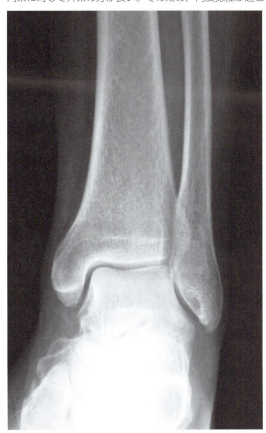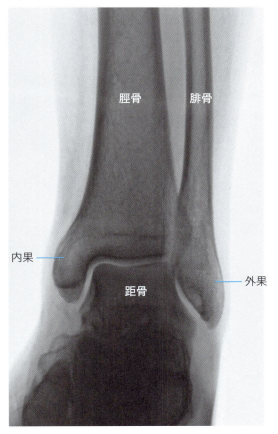

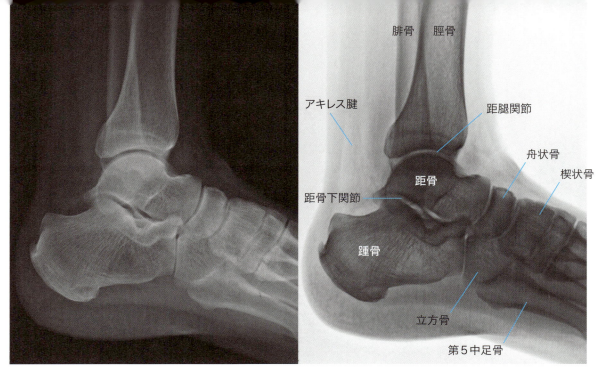

足関節；側面像

足部；正面像

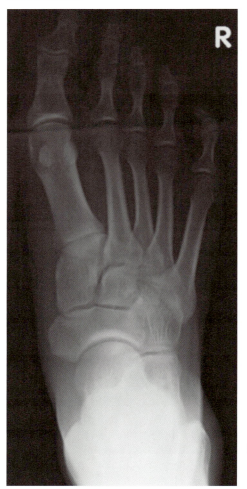
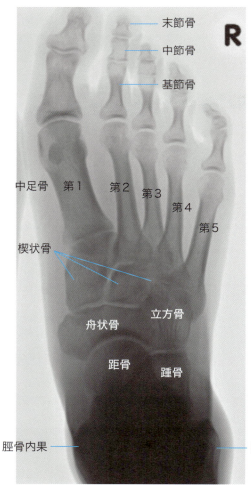

足部；斜位像

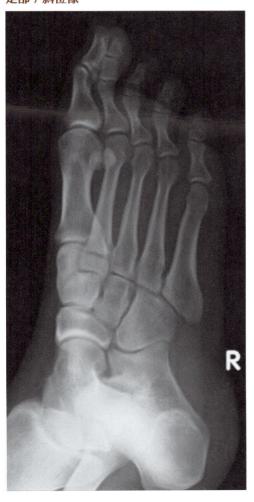
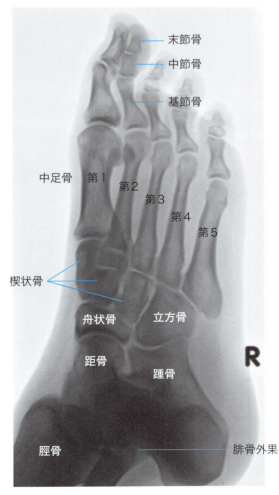

末節骨
中節骨
基節骨
中足骨　第1
第2
第3
第4
第5
楔状骨
舟状骨
立方骨
距骨
踵骨
脛骨　　　　　腓骨外果

3 足関節・足

◆ 基礎知識

踵骨；軸位像

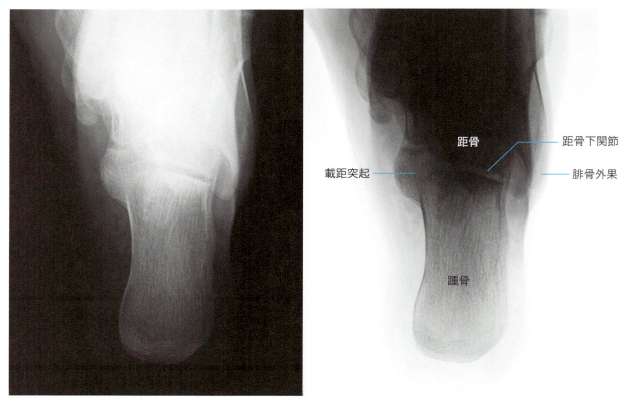

アントンセン像

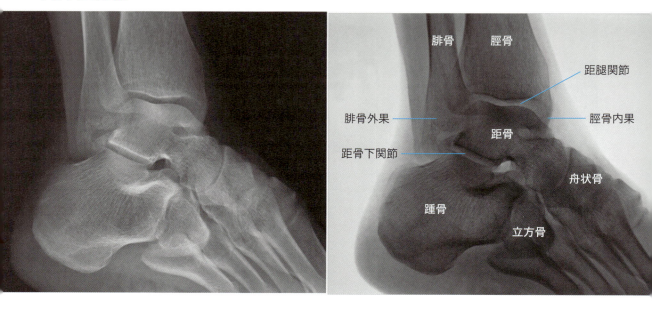

足関節の可動域

- 足関節を横から見た時に、下腿の軸に対して足部が直角になっている状態が基準（0°）です。この位置から、前足部が持ち上がる方向が屈曲（flexion）あるいは背屈（dorsiflexion）、前足部が下に向かうのが伸展（extension）あるいは底屈（plantar flexion）です。
- 正常可動域は背屈20°、底屈45°です。
- 足部ももちろん動くので可動域を測定するのですが、少々専門的になるので割愛します。

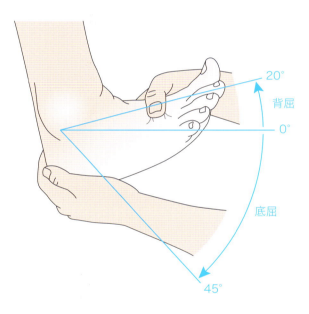

3 足関節・足 | 症例1

足関節の捻挫

18歳，男子高校生。テニスの練習中に足がもつれて，右足関節を捻挫した。徐々に足関節部の腫脹が強くなったために，家族に連れられて受診した。

診察所見

—— 研修医・万里小路尚子は現病歴を聞き，局所所見をとった後で，足関節と足部のX線写真をオーダーした。津村ナースの案内で，家族に連れられて患者はレントゲン室へ向かった。

亮一：どんな具合だ。
尚子：足首がパンパンに腫れてます（図1）。捻挫だと思います。
亮一：歩けるのか？
尚子：何とか歩けます。
亮一：局所所見は？
尚子：右足関節の腫脹，外くるぶしに圧痛があります（図2）。
亮一：医者なら，外くるぶしなんて言葉は使わない。「外果」って言え。

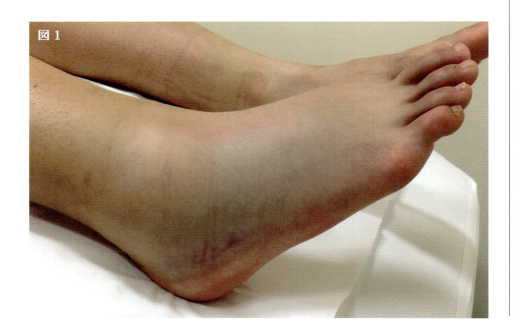

図1

尚子：はい。外果先端とその少し前方に圧痛があります。踵の外側に皮下出血もあります。

亮一：足部の症状や所見はどうなんだ？

尚子：足関節の腫脹は強いです。足背の外側にも腫脹はありますが圧痛はないです。足趾には疼痛や腫脹はありません。だから捻挫だと思います。

亮一：骨折はないと言えるのか？

尚子：うーん… X線写真を見てみないと何とも言えません。骨折はあるかもしれません。

亮一：Ottawa ankle rules（オタワ・アンクル・ルール）って知ってるか？

尚子：私，子供の頃オタワに住んでたんですよ！ カナダの首都で，別名チューリップ・シティって呼ばれてるんです。第二次世界大戦中にオランダのユリアナ王女が…

亮一：誰もオタワについて説明しろなんて言ってないんだけど！ 救急外来に来る患者さんの10％は足関節の捻挫だと言われている。ほとんどの患者さんに足関節や足部のレントゲン撮影をするんだけど，実際に骨折があるケースはどれくらいだと思う？

尚子：30％ぐらいですか？

亮一：おおむね15％ぐらいと言われてる。

尚子：それが，カナダの首都と関係がある？

亮一：あるわけねえだろう。すごく無駄なレントゲン撮影をしていると思わないか？ 第2診察室の机の上においてある『整形虎の巻』を持ってきてごらん。

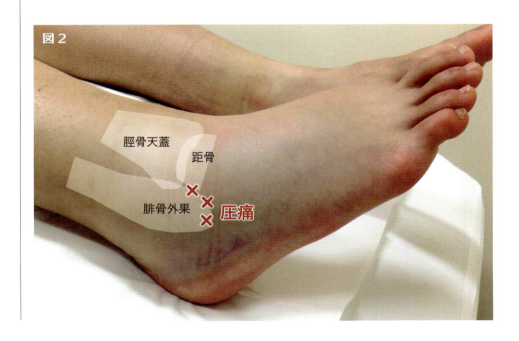

図2

Ottawa ankle rules

——尚子は，無人の第2診察室に行き，透明フィルムでラミネート加工されたA4サイズの用紙の束，通称『整形虎の巻』を手に取った。その中から，足関節の図が描かれた1枚を取り出し（図3），もう一度，第1診察室に戻った。

尚子：おっと，これですね。確かに，Ottawa ankle rulesって書いてある。でもオタワのスペリングが間違ってますね。"t"は2つが正しいんです。

亮一：それは後で直しておけ。この図のようにA, B, C, Dの4つの骨のランドマークを触診して，圧痛があるかどうかを確認する。そして，怪我の直後に歩くことができたかどうかを聞く。あるいは，救急室で4歩続けて歩けるかどうかをみる。

尚子：3歩じゃダメなんですか？

亮一：尚子は，蓮舫さんと親戚関係か？

尚子：たぶん，違うと思います。

亮一：3歩じゃダメなんだ。患側に2回荷重がかかることが大切なんだよ。1回なら何とか踏み込めても，すごく痛ければ2回目は難しい。だから4歩だ。

尚子：なるほど。だから4歩なんだ。

図3 Ottawa ankle rules

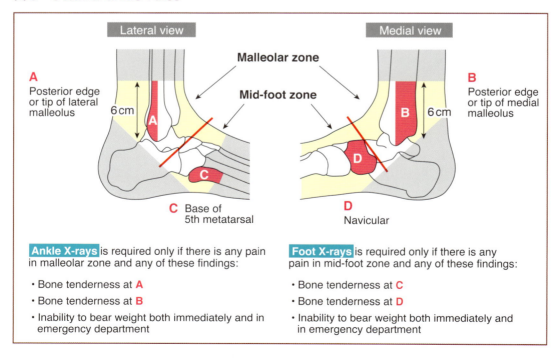

亮一：A, B, C, D のいずれかに圧痛があればレントゲン写真を撮影する。A, B なら足関節，C, D なら足部のレントゲン写真をオーダーするのが基本だ。怪我をしてすぐに歩けなかったり，救急室で4歩独力歩行できなかった場合は，足関節と足部のレントゲン写真をオーダーする。

尚子：なるほど。このような症状や所見があれば，骨折している可能性があるってことですね。

亮一：そうだ。外果（A）と内果（B）の後面の圧痛をみるのがオリジナルの方法だが，骨の中央部の圧痛の方がより有用だという報告もある。

尚子：でも，この条件をすべて満たさなかった場合でも，骨折していることはあるんじゃないですか？

亮一：A, B, C, D に圧痛がなくて，かつ，歩行可能な場合だね。実は，そういう場合には，骨折はほとんどないって言われてる。

尚子：へえー！ Sensitivity がほぼ100%ってことやんか。ビックリや！

亮一：尚子の口から，sensitivity なんていう高尚な言葉が出てくるほうが，俺にはビックリだわ。でも実際，false negative はほとんどないと言われている。ただし，specificity は 25～40％なんだ。

尚子：ルールに従ってレントゲン撮影しても骨折していないケースは，結構あるってことやね。

図4 外果周囲の軟部組織が軽度腫脹

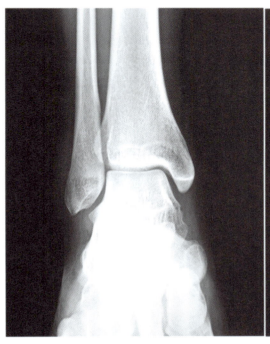
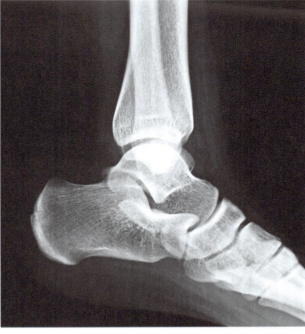

亮一：ご名答！　こういうことの理解は早いなあ．では，この患者さんの場合はどうだ？

尚子：歩行は何とか可能ですが，外果先端に圧痛があるので，レントゲン撮影はした方がいいということになります．第5中足骨基部や舟状骨部には圧痛はありませんから，足部のレントゲン写真はルールに従えば不要ですね．

亮一：それで，レントゲンは撮ったのか？

尚子：はい．足関節2方向（図4）と足部2方向をオーダーしました．

亮一：所見は？

尚子：骨傷はありませんでした．

亮一：四肢のレントゲン検査では，まず軟部組織について評価するんだ．その後に骨傷の有無をみる．この順番を，レントゲン写真を見るときのルーチンにしておけ．

尚子：足関節の正面像で，外果周囲の軟部組織に腫脹があります．足関節・足部に骨傷はありません．なので，足関節捻挫と考えます．

RICE 処置

亮一：じゃあ，このような関節捻挫に対する，応急処置や救急での初期治療はどうするんだ．

尚子：えーと，まずは固定ですよね．

亮一：RICE って知ってるだろう．

尚子：残念でした．私，朝食はパン派です．

亮一：そのライスじゃない！　捻挫に対する応急処置として，Rest（安静），Icing（冷やす），Compression（圧迫する），Elevation（高く上げる）の頭文字をとって RICE っていうんだよ（図5）．

尚子：初耳です．

亮一：俺，学生に毎年講義してるんだけど？

尚子：印象に残らない講義ってあるんですよねぇ…（舌を出す）．

亮一：じゃあ，今すぐ，覚えろ！

尚子：要は，足関節を弾性包帯で軽くグルグルまいて（圧迫），ギプス・シーネをつけて足関節を動かないようにして（安静），家へ帰ったら足を鼻より高くあげて（挙上）寝てもらう．あとは，氷嚢などで冷やせばいいんですね．

図5 RICE処置（日本整形外科学会ホームページより）

準備するもの

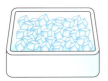   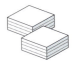

アイスボックスに氷　　ビニール袋　　アイスバッグ　　弾性包帯　　包帯（バンデージ）　　テーピングパッド

1 Rest （安静）

損傷部位の腫脹や血管・神経の損傷を防ぐことが目的です。副子やテーピングにて損傷部位を固定します。

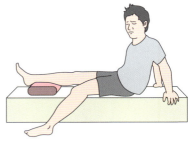

2 Ice （冷却）

二次性の低酸素障害による細胞壊死と腫脹を抑えることが目的です。ビニール袋やアイスバッグに氷を入れて、患部を冷却します。15〜20分冷却したら（患部の感覚が無くなったら）はずし、また痛みが出てきたら冷やします。1〜3日繰り返します。

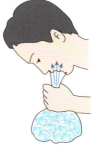 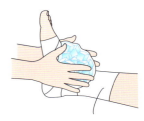

ビニール袋に氷を入れ、袋の口を吸って空気を抜く

直接氷を当てないように、アンダーラップを巻いたり、氷の袋をタオルでくるむ

3 Compression （圧迫）

患部の皮下出血や腫脹を防ぐことが目的です。スポンジやテーピングパッドを腫脹が予想される部位にあて、テーピングや弾性包帯で軽く圧迫気味に固定します。

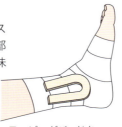 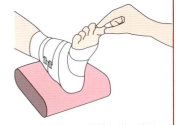

テーピングパッドをハサミで切り、形を整える

パッドをあて、弾性包帯で巻く。ときどき指先などをつまんで感覚や皮膚の色を確かめる

4 Elevation （挙上）

腫脹を防ぐことと、腫脹の軽減を図ることが目的です。損傷部位を心臓より高く挙げるようにします。

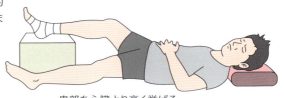

患部を心臓より高く挙げる

亮一：ギプス・シーネの作り方（図6）は，知っているのか？

尚子：山P教授に教えてもらったから大丈夫です。

亮一：お前… 整形外科の主任教授に直々に教えてもらったのか？

尚子：美人は得よねぇ。U字型シーネ（図7）がいいですか？ L字型シーネ（図8）がいいですか？

亮一：足部の受傷ではL字型，足関節ならU字型・L字型どちらでもよい。この患者さんは足関節が固定できればいいから，U字でもL字でもどちらでもいいよ。腓腹筋を圧迫しないこと，固定力が強いこと，装着しやすいことから，俺はU字型シーネが好きだが。

尚子：では，U字型シーネ固定にします。湿布薬と消炎鎮痛剤を処方して，あとは整形受診ですね。

注意：心材のファイバーグラスを取り出さないで，水にぬらす方法もある。(1) パッドの一面に霧吹きで水をかける，(2) フェルトの切断面から水を流し込む，あるいは (3) 水の入ったバケツにフェルトごと放り込む。その後，両手で絞り，バスタオルの上に置き，巻き込んで水分をしっかりと取る。

グラスファイバーの先端がパッドからはみ出していると，固まって毛羽立ち，皮膚に当たって痛い。パッドを引っ張って，グラスファイバーの断端部をパッドでしっかり覆ってあげることが大切である。

図6　U字型ギプス・シーネの作り方

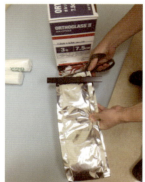

①必要な長さを測定しておき，その長さだけホイルパックごとハサミで切る。

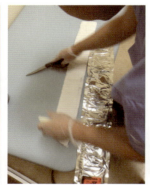

②フェルトパッドを広げ，心材のファイバーグラスを取り出す。

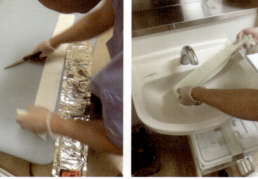

③ファイバーグラスを水でぬらす。

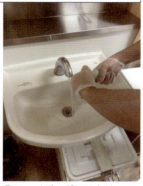

④ファイバーグラスを絞って水分を取る。

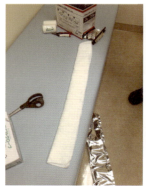

⑤パッドの中に湿ったファイバーグラスを入れる。必要なら，バスタオル等で巻き込んで，さらに水分を取る。

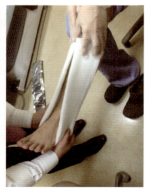

⑥踵・足底を回して，下腿の内外側にパッドをあてる。

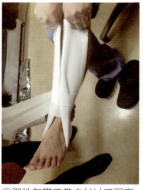

⑦弾性包帯で巻き付けて固定する。

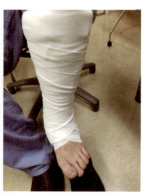

⑧ファイバーグラス部が硬化したら完成。

図7 **U字型シーネ** 英語では，sugar tong splint とか u-slab splint などと呼ばれる。Sugar tong は角砂糖ばさみのこと。

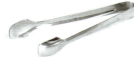

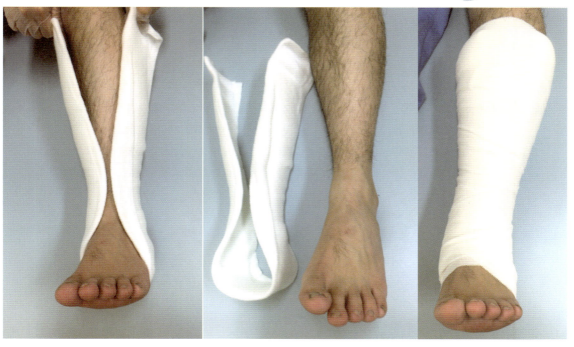

図8 **L字型シーネ** 英語では，short leg posterior splint。

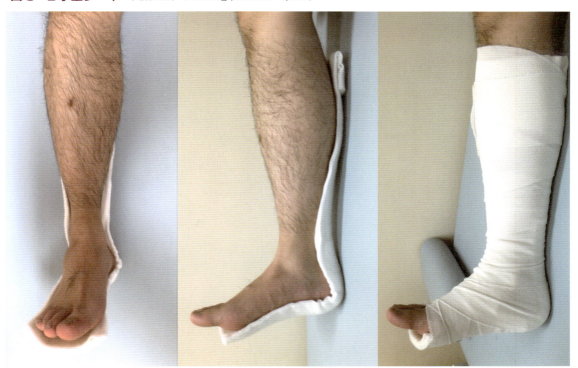

ストレステスト

——処置を終えて，患者が診察室を出たあと…。

尚子：足関節の捻挫と，靱帯損傷って何がちがうん？

亮一：基本的には同じだよ。捻挫（sprain）という用語は，靱帯が損傷された状態を意味する。足関節捻挫は，内がえし負荷で足関節の外側部の靱帯を損傷することがほとんどだ。外果の方が内果より長いので，内がえし負荷で受傷しやすい。そのために足関節外側の靱帯が損傷されやすいわけだ。

尚子：ほほぉー。

亮一：足関節の外側には外側側副靱帯といわれる3つの靱帯がある。全部言えるか？

尚子：それ得意です！ 前距腓靱帯，踵腓靱帯，後距腓靱帯の3つです。

亮一：ご名答。その中で，前距腓靱帯と踵腓靱帯が大切だ。

尚子：もう一つ質問です。靱帯損傷の診断では，ストレス撮影を行うように習ったのですが，さっきの患者さんにはストレス検査もストレス撮影もしなかったですよね。どうしてですか？

亮一：いい質問だ。靱帯損傷を客観的に評価・診断するためには，ストレス撮影を行って関節不安定性を証明するか，MRIなどの画像診断で靱帯損傷を証明する必要がある。すぐにできる検査はストレス撮影だ。足関節の場合，前方引き出しテストと内がえしテストがある。

外側側副靱帯
75ページ参照

図9　足関節の前方引き出しテスト

脛骨に対して足を前方に引っ張る。前距腓靱帯が損傷していると，足の前方移動量が多くなる。左右を比較する。足部を片手で把持して脛骨遠位部を後方に押し込んでもよい。

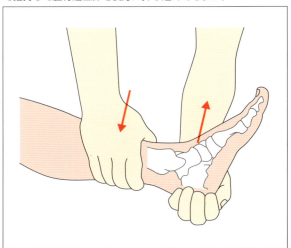

図10　足関節の内がえしテスト

下腿遠位部を片手で把持し，足部を持って足関節を底屈しながら内反方向へ足をねじる。

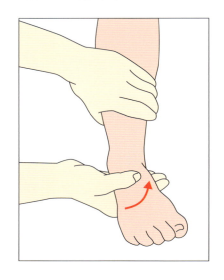

尚子：そうそう，それです！

亮一：前方引き出しテスト（図9）は，足関節を約10°底屈位として，検者は一方の手で患者さんの足関節より少し近位の下腿遠位部を把持する。もう一方の手の示指から小指で患者さんの踵部を後方から把持し，母指を足関節前方へ当てつつ踵部を前方に引き出して関節の安定性を調べる。あるいは，ベッド上で仰臥位で前足部を把持した状態で，脛骨遠位部を後ろへ押し込んでもいい。

尚子：相対的に，脛骨に対して距骨が前方へ動きすぎる状態ってことですね。だから，「前方引き出しテスト」っていうんだ。

亮一：そうだ。この検査は，踵腓靱帯損傷の有無に関係なく，前距腓靱帯損傷があれば陽性になる。

尚子：へぇー。

亮一：内がえしテスト（図10）は，足関節をやはり10°くらい底屈した状態で，内がえし（要するに捻挫する方向に）ストレスを加えながら，距腿関節外側部の開きを検者の母指で触診する。この検査が陽性の場合には，前距腓靱帯と踵腓靱帯の両方が損傷されていることを意味する。

尚子：捻挫の肢位を再現して，距骨が脛骨に対してグラグラしているかどうかをみるテストですね。

亮一：その通り。より客観的には，テストを行いながらレントゲン写真を撮影する。前方引き出しテストでは，脛骨に対する距骨の前方移動量，内がえしテストでは，脛骨天蓋部を基準にして距骨体部の傾きを距骨傾斜角として測定する（図11）。どちらのテストも，患側と健側の撮影を行って比較することが重要だ。

図11 ストレス撮影

内反ストレス（上段）では，脛骨天蓋と距骨体部の傾きを距骨傾斜角として測定する。距骨傾斜角が10°以上は異常と考えてよい。前方引き出しテスト（下段）における距骨の移動量は，健側比で3mm以上は異常。異論はある。

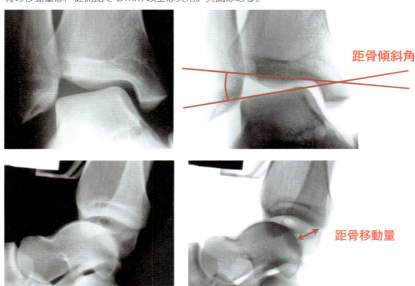

靱帯損傷の grading

尚子：ふむふむ。ということは，靱帯損傷は3つの grade に分かれるわけですね。

亮一：どういう意味だ？

尚子：捻挫はしているが，両方のテストが陰性の場合（grade Ⅰ），前方引き出しテストだけ陽性の場合（前距腓靱帯だけ損傷；grade Ⅱ），前方引き出しテストと内がえしテストがともに陽性の場合（前距腓靱帯と踵腓靱帯が損傷；grade Ⅲ）。

足関節外側側副靱帯損傷の grading

Grade	損傷している靱帯		不安定性	
	前距腓靱帯	踵腓靱帯	前方引き出しテスト	内がえしテスト
Ⅰ	部分断裂	断裂なし	−	−
Ⅱ	完全断裂	断裂なし～部分断裂	＋	−
Ⅲ	完全断裂	完全断裂	＋	＋

亮一：時々，鋭いこと言うね。その通りなんだよ。

尚子：そりゃあ，幼少の頃は天才少女の名を欲しいままにしておりましたからね，オホホ…。

亮一：昔から，二十歳過ぎればただの人とはよく言ったものだ（笑）。最終的な治療法を決めるには，ストレステストはもちろん有用なんだけど，強い腫脹，特徴的な圧痛点，足関節周囲の皮下出血があって，骨折がないことがわかれば，靱帯損傷の診断でまず間違いない。なので，救急の場ではそれ以上の検査は不要だと思う。第一，ストレス検査，特に内がえしストレス検査はとっても痛いからな。患者さんが痛みのために力を入れるので，麻酔下での検査でないと意味がないっていう人もいるんだよ。

尚子：ありがとうございます。とっても勉強になりました！

亮一：患者さんも途切れたので，職員食堂で飯でも食いにいくか？

尚子：そうですね。飯食いに行きましょう！

亮一：もう少し，女性らしい言葉使いできないもんかね。

尚子：セクハラ防止委員会の招集をかけます！（笑）

3 足関節・足 | 症例2

足部の腫脹と皮下出血（捻挫だけ？）

21歳，男子大学生。サークルでフットサルをやっている。2日前に左足部を捻挫。直後より疼痛が強く歩行困難だったが，湿布薬を貼って様子をみていた。あまりに疼痛が続くために来院した。

診察所見

—— 研修医・万里小路尚子は現病歴を聞き，局所所見をとった。左足部に腫脹と皮下出血がある（図1）。足部だけにしようかと少し迷ったが，結局，足部と足関節のX線検査をオーダーした。

—— 今日の救急は比較的忙しく，指導医の猪熊亮一は緊急手術を行っている。しばらくして，電カルでX線写真を表示できるようになった。尚子は頷きながらX線写真を見て，画像所見を入力している。津村珠子ナースが尚子に声をかけた。

図1　局所所見

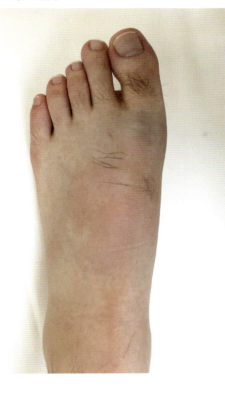
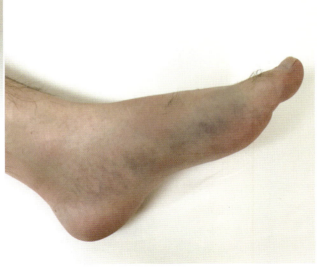

珠子：骨折してられたのですか？　さっきの大学生。
尚子：はじめは足部の捻挫かなと思っていたんやけど，X線写真を見ると小さな骨折もあるわ。ほら，ここ！
珠子：あっ，本当だ。小さな骨折ですね。尚子先生すごいじゃないですか！
尚子：えへへ…，皆さんのご指導のおかげでね。
珠子：「尚子は意外によく頑張ってる」って，亮一先生がおっしゃってましたよ。
尚子：「意外に」は余計やけど（笑）
珠子：先生たち，いいコンビですね。ギプス・シーネの用意しておきます。
尚子：ありがとう。よろしくね。

──　そこへ，緊急手術を終えた猪熊亮一が戻ってきた。

亮一：どんな具合だ？
尚子：あっ先生，オペお疲れさまでした。フットサルで受傷の大学生なんですが，足の捻挫のようで腫れて，青じんでます（**図1**）。
亮一：そんなこたぁ，素人でもわかるだろう。だいたい，青じみ・青タン・黒じみなんていうのは全部方言なんだよ。
尚子：へぇー，京都では青じみ，青タンは通用するんですけどね。
亮一：だいたい，尚子が言ってる「あし」ってのはどこだ？　足関節か？　足部か？　まさか下腿や大腿の意味じゃないだろうな！
尚子：足関節じゃなくて，足部です。
亮一：前足部なのか，中足部なのか，後足部なのか？
尚子：えっと…，腫れているのは足の甲ですが，何ですか？　そのゼンソクとか，コウソツとか？
亮一：足部を構成する2つの大きな関節を何て言うんだ？

尚子：リスフラン関節とショパール関節です。
亮一：よし。どっちが近位にある？
尚子：ショパールが足首のショバ（そば）にあるから，ショパール関節の方が近位ですよ。中足骨は5本あるので中足骨と足根骨の間の関節は5文字のリスフラン関節です。学生時代にそう覚えました。
亮一：まあ，覚えてりゃあなんでもいい。ショパール関節より後方を後足部，リスフラン関節より前方を前足部，ショパール関節とリスフラン関節の間を中足部っていうんだ。

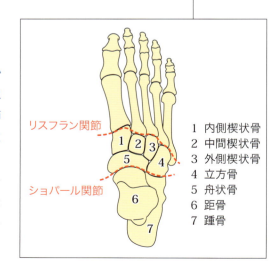

1　内側楔状骨
2　中間楔状骨
3　外側楔状骨
4　立方骨
5　舟状骨
6　距骨
7　踵骨

尚子：へぇー，初耳。腫れているのはリスフラン関節のところです。圧痛もリスフラン関節全体にあります。青じんでるのはそれより前なんで，前足部ですね。

亮一：じゃあ，2日前にフットサルをやっていて，足部を捻挫した。足背部を中心に腫脹があって，疼痛のために歩行できなくなって受診したというのが，だいたいの現病歴ってことだな。既往歴は何かあるのか？

尚子：特記すべきことなしです。

亮一：診察所見としては，創傷はなく，運動麻痺や感覚障害はない。リスフラン関節を中心に圧痛があって，リスフランから前足部にかけて皮下出血がある。足関節周囲には腫脹も圧痛もない。これでいいか？

尚子：その通りです。

X線検査は何をオーダーするか

亮一：それで，尚子はどんな検査をオーダーしたんだ？

尚子：とりあえずビール，じゃなくって，とりあえず足関節と足部のX線写真をオーダーしました。

亮一：この前，Ottawa rule について説明したよな。覚えてる？

オタワ・ルール
84ページ参照

尚子：もちろんですよ。足関節のチェック事項（Ottawa ankle rule）は，
　　　①腓骨外果後方6 cm または外果先端部の圧痛
　　　②脛骨内果後方6 cm または内果先端部の圧痛
　　　③受傷直後から患肢に荷重をかけられない／救急外来で4歩あるけない
　　　足部のチェック事項（Ottawa foot rule）は，
　　　①第5中足骨基部の圧痛
　　　②舟状骨の圧痛
　　　③受傷直後から患肢に荷重をかけられない／救急外来で4歩あるけない

亮一：よく言えました。それで？

尚子：はい。これらの所見がなければ，骨折している可能性はすごく低い。所見や症状があれば，骨折をルール・アウトするために，X線写真を撮影するのがよいだろうってことでした。

亮一：ご名答。じゃあ，この患者さんは，どうだったんだ。

尚子：第1と第5中足骨の基部あたりには圧痛があって，歩行も困難でしたから，骨折の可能性はあると思いました。それでX線写真をオーダーしました。足関節にはハッキリした所見がなかったので，どうしようか迷いましたが，念のために足関節もオーダーしました。

X線所見

亮一：それでいいだろう。じゃあ，X線写真を見てみることにするか。骨折はあったのか？

尚子：はい。第1中足骨の基部あたりに小さな骨折はありますが，それ以外には明らかな骨折はないです。

亮一：なるほど。少しはX線写真を読めるようになってきたみたいだな。

尚子：そりゃあ，毎日勉強してますからね！

亮一：四肢のX線写真を読むときは，必ず軟部組織から見ろって言ったよな。

図2 足関節；正面像および側面像

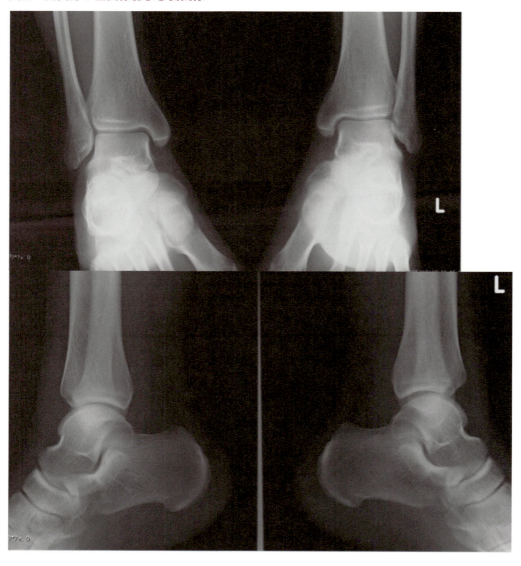

尚子：そうですけど。先生はお忙しいから端折っただけですよ。

亮一：こういうのはルーチンが大事なんだ。足関節（図2）はどうだ？

尚子：足関節周囲の軟部組織には腫脹はありません。そう言えば，Kager's fat pad が患側で少しだけ乱れていますが，異常所見といえるのかどうかは怪しいです。Tear drop sign はありません。足関節部には骨折はないです。

亮一：足部（図3）はどうだ？

尚子：中足部から前足部にかけて患側の軟部陰影が増強しています。特に，斜位像（図4）で第1中足骨の基部での陰影増強が明らかです。局所所見とも一致します。そして，よく見ると第1中足骨の基部に小さな骨片があります。骨折だと思います。この部分を強く圧迫すると，患者さんは飛び上がるほど痛がられました。

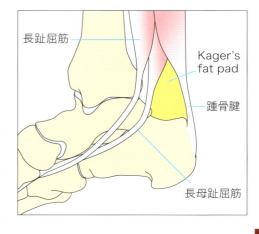

図3　足部；正面像

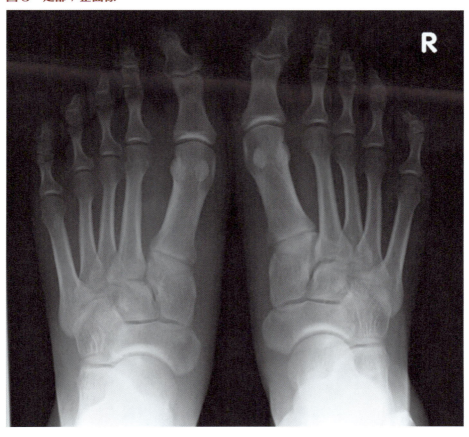

亮一：強く押すな！　軽く押さえるくらいにしておけ。それで診断は？

尚子：よくぞ聞いてくださいました！　「第1中足骨基部骨折を伴った，リスフラン関節捻挫」です。ちゃんと骨折を見逃さなかったでしょう！　私ってすごくありませんか？！

亮一：それで？

尚子：それでって…

亮一：リスフラン関節の損傷では，中足骨や足根骨の足底部に骨折を伴うことがけっこうな頻度であるんだよ。しかも，普通の足部2方向撮影では，この足底部の損傷はほとんど診断できないんだ。

尚子：じゃあ，足部の側面像を撮影したらいいんでしょうか？

亮一：ちょっとは頭を使うようになったな。もちろん，骨折部に対して接線方向に撮影できれば，骨折の診断はできるんだけど，リスフラン関節部の骨傷は，骨折があっても足部の側面像では診断が難しい。中足骨や足根骨と重なって，とても読めない。

図4　足部；斜位像

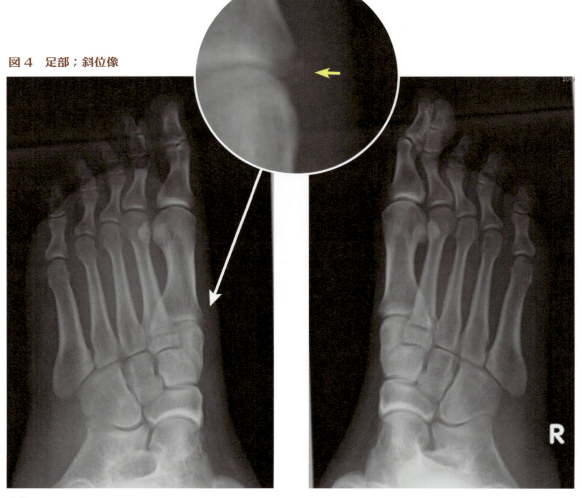

尚子：となると，リスフラン関節の捻挫では，CT 撮影が必要ってことですか？

亮一：そう。リスフラン関節の捻挫に伴う骨折は，CT でしか診断できないことも多いからね。それと，この部位の損傷は，けっこう痛い。小さな骨折や軽い損傷に見えても疼痛が長引くことがよくある。今日の患者さんはスポーツ障害だけど，交通事故だと後から揉めることもあるので，受傷後早い時期に CT 撮影はしておいた方がいい。

尚子：ラジャー！　では，患者さんにご説明して，CT をオーダーしてまいります。

CT 所見

── 小さな骨折があること，他にも合併骨折の可能性があるので CT 検査を追加するのがよいことを，尚子は患者に説明した。数十分後，電カルで CT 画像（図 5）を確認した尚子は，猪熊を呼んだ。

図5　足部 CT

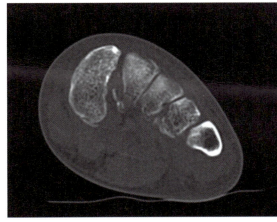
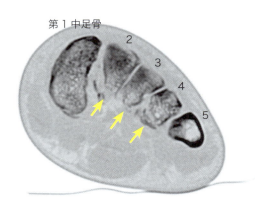
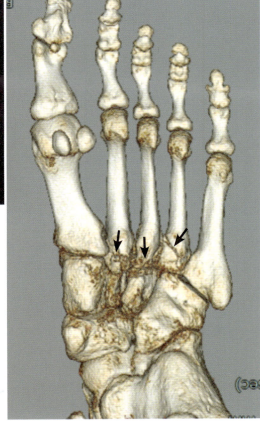

尚子：先生，CT 撮影できました。

亮一：どうだった？

尚子：いっぱい折れてました！　第1だけでなくて，第2〜第4中足骨の足底側に骨折があって，かなり粉砕しています。CT 撮影して正解です。先生，さすがですね。

亮一：今回のケースは，リスフラン関節の脱臼や亜脱臼はないので，まずは保存療法だと思うが，手術が必要なケースもある。できるだけ早く整形外科を受診できるように予約を取ってあげよう。今日のところはギプス・シーネ固定でいいだろう。

尚子：まかせて下さい。ギプス・シーネ固定は得意ですから！　足部の外傷なので，L 字型シーネ固定します。あとは整形外傷基本セットですね。

亮一：なんじゃ，その「整形外傷基本セット」っていうのは？

尚子：先生としたことが，そんなこともご存じないのですか？！　「消炎鎮痛剤と湿布薬」に決まってるじゃないですか！

L 字型シーネ
89 ページ参照

Triple whammy（3重攻撃）

整形外科を受診される患者さんの主訴の大部分は"痛み"です。骨折，捻挫，脱臼などの整形外傷では，"痛み"を伴わないことの方がまれですね。そんなわけで，初期治療としては必ず疼痛のコントロールが必要になります。

NSAID（Non-Steroidal Anti-inflammatory Drug，非ステロイド性抗炎症薬）を投与することが多いのですが，高齢者に投与する場合は特に注意が必要です。高血圧の治療として，レニン・アンギオテンシン系降圧剤（ARB あるいは ACE 阻害剤）と利尿剤が投与されている患者さんに，NSAID（COX-2 選択的 NSAID を含む）を投与することで，薬剤誘発腎障害をきたしてしまいます。

これまで，日本では（幸いにして？），高血圧に対して（何故か）利尿剤があまり使われていませんでしたので，この3つの組み合わせがあまりなかったようです。ところが，最近になり ARB と利尿剤の配合剤が続々と登場するようになりました。高血圧患者さんの外傷では，投薬されている薬にも注意して triple whammy を避けなければなりません。

3 足関節・足 | 症例3

足部外側の圧痛

45歳，男性。仕事帰りに駅の階段で右足部をひねって受傷した。家まで何とか歩いて帰ったが，疼痛が強くなり奥様とともに夜間来院した。

診察所見

―― 研修医・万里小路尚子は，病歴を聴取し終え，診察に取りかかった。津村ナースの誘導で，患者は診察ベッドの上に寝転がった。指導医・猪熊亮一は，尚子が所見を取るのを後ろから眺めている。

尚子：だいぶ腫れてますね（**図1**）。
患者：はじめは大したことなかったんですが，だんだん腫れと痛みが強くなって。
尚子：ちょっと押さえますね。痛かったら，おっしゃってください。

図1　局所所見

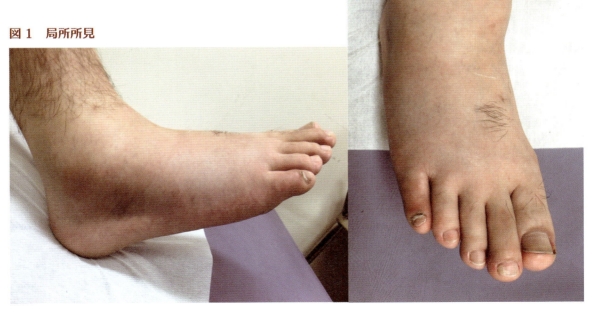

―― 尚子はまず，腫脹がほとんどない足関節周囲の圧痛を調べたが，強い疼痛はない。次に第5趾の遠位部（趾先）から近位部にかけて圧痛を調べた。第5中足骨基部を押さえた時，患者は大きな声で叫んだ。

患者：あっ痛っ！！　そこ，めっちゃ痛いですわ。

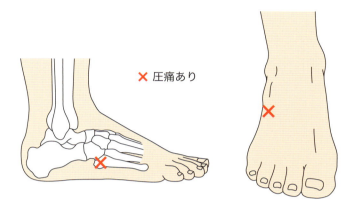

―― 尚子はさらに，リスフラン関節に沿って触診を続けたが，第5中足骨基部以外には圧痛はなかった。

尚子：骨折かもしれないので，これから足のレントゲン写真を撮りますね。
患者：わかりました。

―― 津村ナースが手配した車いすに乗り，奥様が車いすを押して，患者はレントゲン室へ向かった。

亮一：何が一番考えられる？
尚子：第5中足骨基部骨折です。
亮一：そうだな。受傷状況，局所所見から考えて，十中八九，正解だろう。

X線所見

―― 数分後，X線写真が送られてきた。電カルで画像（図2）をチェックする尚子。

亮一：どうだ？
尚子：はい。ズバリでした。転位がほとんどない第5中足骨基部裂離骨折です。
亮一：他に合併損傷は？

尚子：骨折部周囲の軟部陰影が少し増強している以外には，骨傷はないです。

亮一：そのようだな。局所所見でもリスフラン関節には問題はなかった。第5中足骨基部の単独骨折と考えていいだろう。

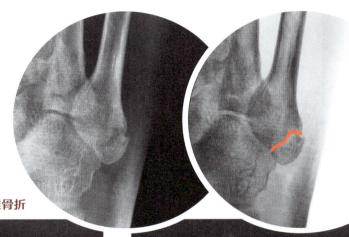

図2　第5中足骨基部裂離骨折

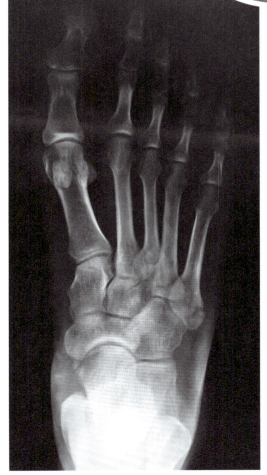

ギプス固定は3～4週間

亮一：治療はどうする？
尚子：保存療法。下腿ギプス固定でいいと思います。だいぶ腫脹が強いので，今日は下腿ギプス・シーネ固定，足部の外傷なのでL型シーネにして，RICEを指示します。明日，整形外科を受診してもらいます。
亮一：基本はそれでいい。第5中足骨骨折はそんなには痛まないので，今日のところはギプス・シーネ固定で十分だろう。明日から連休で病院は休みだから，連休明けの整形受診でいいよ。松葉杖を処方して部分免荷にしておこう。
尚子：おっと，明日から連休でしたね。

RICE
87ページ参照

── 患者を診察室へ入れ，診断を説明した後，尚子はL型ギプス・シーネ固定を行った。消炎鎮痛剤と湿布薬を処方し，連休明けに整形外科を受診できるように予約をとった。

尚子：どれくらいで治るものなんですか？
亮一：珠ちゃん，どれくらいで治る？

── 津村ナースが笑いながら答える。

珠子：ギプス固定は3～4週間でした。3週間休んで，皆さんにたいそうご迷惑をかけてしまいました。
亮一：だそうだ。経験者は語る（笑）
尚子：珠ちゃん，骨折経験者なの？
珠子：はい。昨年やっちゃいました。大村師長に，「もう，そそっかしいんだから。この忙しい時に困るのよね！」って叱られました。

── 珠子の物まねがあまりに似ていたので，尚子と亮一は大笑いした。

亮一：ギプス固定期間は，珠ちゃんが言ったようにおおむね3～4週間だ。もっと長期間固定する医者もいるけどね。疼痛がひどくないなら，ギプスしたまま少しぐらいの荷重は許可してよい。
尚子：けっこう早く治るんですね。
亮一：治るの定義にもよるね。X線写真で骨折線が見えなくなるのは，ずっと先で3～4ヵ月くらいかかる。通常は，それまでに症状がなくなる人が多い。
尚子：ギプスが取れたら，すぐに歩けるようになるの？

亮一：3〜4週間固定してギプスをはずした時には，普通はすぐには上手く歩けない。局所の疼痛に加えて，足関節を固定していた影響で少し拘縮を生じているのも，歩きにくい理由だね。

尚子：ギプスをはずして，歩きはじめたら，もう腫れたりはしないの？

珠子：少し腫れますよ。しばらくは痛みもありました。だいたい一晩寝たら朝には腫れはひいてましたけど。すっかり良くなるまで，3ヵ月かかりましたよ。

亮一：ギプスをはずした後に，そういうふうに治っていくと説明してあげれば，患者さんの心配は少なくなる。

尚子：わかりました。

Jones 骨折って知ってる？

亮一：この部位の骨折では，Jones fracture というのがあるが，知ってるか？

尚子：ハリソン・フォードが演じたやつ？

珠子：『レイダース／失われたアーク』！！ 私，大好きなんですよ。

亮一：ちょっと，お前ら，歳いくつだ！？ この本の読者は，Indiana Jones の世代じゃないだろう。第一，その Jones とは全く別人だ。

尚子：そりゃあ，そうでしょう（笑）。それで，Jones fracture っていうのは？

亮一：第5中足骨の骨幹部と基部との間くらいのところの横骨折だ。

尚子：重要なの？

亮一：治りにくいので，手術になることもある。

尚子：そうなんだ。

亮一：ただ，Jones fracture という用語の使い方には混乱がある。

尚子：ご説明願えますか。

―― そこに，スポーツ整形担当の藤崎晋太郎が突如現れた。

尚子：あれっ，藤崎先生！

亮一：どうしたんだ？

晋太郎：久しぶりにお前と飲みたくなったんで，お誘いにきたわけだ。相変わらず忙しそうだな。

亮一：どうせ，山P教授の差し金だろう。今週末なら空いてるぞ。

晋太郎：ばれたか（笑）。早く整形に戻ってきてほしいそうだ。じゃあ，店を予約しておく。

尚子：ワインの美味しいお店がいいです。

珠子：オイスターバーなんかどう？

亮一：誰もお前らは，誘ってない！

――晋太郎は，電カルに映し出された第5中足骨基部骨折のX線写真を見ながら，話しはじめた。

晋太郎：尚子先生，第5中足骨近位部骨折は3つに分けられるの，知ってる？
尚子：今，ちょうど師匠にご教授いただくところでした。
亮一：代わりに，教えてやってくれ。
晋太郎：第5中足骨近位部の骨折は，①基部裂離骨折（図2），② Jones 骨折（図3），③骨幹部疲労骨折（図4）の3つに分けられる。基部裂離骨折と Jones 骨折は，新鮮外傷として一回の外力で発生する。この患者さんの骨折は，典型的な基部裂離骨折だ。
尚子：Jones 骨折っていうのは？
晋太郎：1902 年に Robert Jones が最初に報告した骨折だ。確か，ダンス中の介達外力による受傷で生じた骨折のはずだ。
亮一：そうそう。
晋太郎：骨幹部と骨幹端部の間くらいに発生した新鮮骨折を Jones 骨折ということになっているんだ。あくまで一回の外力で発生する新鮮骨折ね。

図3　Jones 骨折

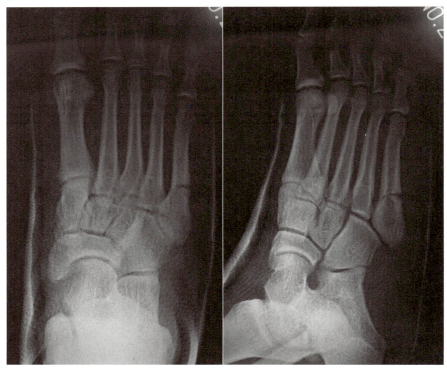

尚子：用語が混乱していると亮一先生がおっしゃったのですが…

晋太郎：その通りなんだ。基部裂離骨折やJones骨折とは別に，繰り返される運動負荷で第5中足骨骨幹部に疲労骨折が生じる場合がある。骨幹部疲労骨折だ。

尚子：全然，混乱してないじゃん。

晋太郎：過去の論文で，新鮮骨折として発生したJones骨折と第5中足骨骨幹部疲労骨折とをまとめて「Jones骨折」として報告しているものが数多くあるんだよ。だから，報告者によって治療法や治療成績が異なるんじゃないかと言われている。そのため混乱が生じた。

尚子：違うものをまとめて報告したら，あかんやんか！

晋太郎：あかんやろう（笑）。でも，第5中足骨骨幹部疲労骨折の発生部位はJones骨折の発生部位とかなり近い。かつ，疲労骨折と言っても病院に来る時は何ら

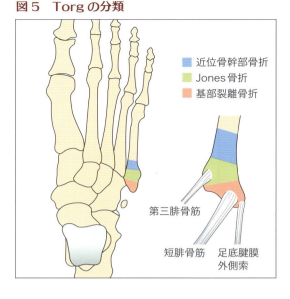

図5　Torgの分類

近位骨幹部骨折
Jones骨折
基部裂離骨折

第三腓骨筋
短腓骨筋　足底腱膜外側索

図4　第5中足骨骨幹部疲労骨折

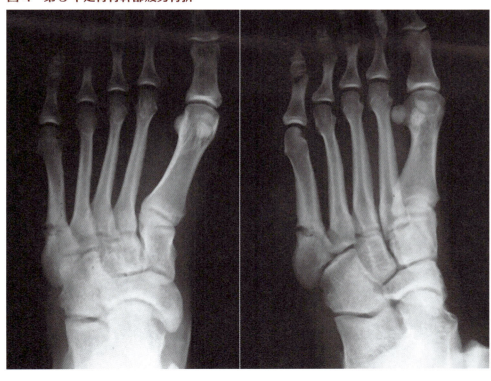

かの外傷を契機にしている場合も多い。だから，綺麗に線引きするのは容易ではないんだよ。現在は Torg の分類（図5）に従って，①基部裂離骨折，②Jones 骨折，③骨幹部疲労骨折の3つに分けるようになってはいるが，それで本当にカタがつくのか俺には少々疑問なんだけどね。

尚子：なるほど。用語が混乱してるってのは，そういうことなんですね。

亮一：まあ，今の晋太郎の説明が，優秀なスポーツ整形外科医の模範解答だな。付け加えるとすれば，第5中足骨の骨幹部と骨幹端部の境界，すなわち Jones 骨折の発生部位は血行が非常に悪いっていうことだ。

晋太郎：そう。そのために Jones 骨折をギプスで治す場合には，基部裂離骨折に比べて長期間の固定が必要になると言われている。

尚子：簡単な骨折だと思っていたけど，けっこう奥が深いんですね。珠ちゃんは裂離骨折の方で良かったね。

珠子：はい。早く仕事に復帰できて良かったですよ。

3 足関節・足 | 症例4

足関節後方の激痛

34歳，男性。バドミントン部のOB戦に参加したところ，試合中に左足を踏み込んだ時に，強い疼痛を左足関節後方に感じて歩行できなくなり，救急受診した。

診察所見

──研修医・万里小路尚子と指導医・猪熊亮一は，私服のまま救急室に入室した。電話連絡を受けて待機していた津村珠子ナースは，にこやかに二人を迎えた。

尚子：かつての全学チャンピオンも，寄る年波には勝てませんでしたね（笑）
亮一：俺は，まだそんな年じゃないよ。お前が全然動かねぇから，俺がカバーしてやったんじゃないか！
尚子：そんなこと言ったら，医学部バドミントン界のレジェンドの名が泣きますよ。
亮一：さっさと，ギプス巻いてくれ。
尚子：それは，なりませぬ。まずは，問診と身体所見のチェックからです。受傷時はどんな感じでしたか？
亮一：尚子が俺の踵を後ろから蹴り上げたと思ったよ。踏み込んだとたんに，激痛だった。
尚子：患側でつま先立ちは可能でしょうか？
亮一：できねえよ。

尚子：なるほど。では，ベッドの上にうつぶせに寝てくださいませ。
亮一：アキレス腱断裂だから，さっさとギプスを巻いてくれよ。
尚子：それは，なりませぬ。万に一つも誤診があってはなりませんから。私の指導医はとっても厳しいお方なので，きちんと診察しろと日夜指導を受けております。「ルーチンが大切だ」といつも言っております。
亮一：……わかったよ。

──亮一は，しぶしぶ診察ベッドにうつぶせになった。津村ナースは今にも爆笑しそうである。

尚子：ではまず，触診から。
亮一：視診が先だ！

図1　アキレス腱断裂に伴う皮下出血（別の症例）

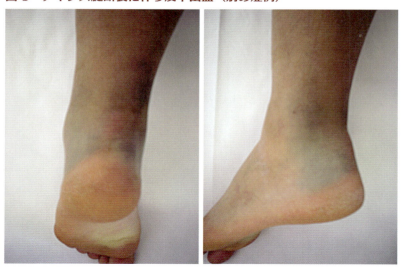

尚子：そうでした。足関節後方，アキレス腱部に皮下出血あり（**図1**）。創傷はありません。続いて，腓腹筋の筋腹から足関節に向かって触診していくと，アキレス腱の実質部とおぼしき所に陥凹（**図2**）が，ほらっ触れたぁー！。このへこみを力いっぱい押す，ここ痛いですか？

亮一：痛ぇに決まってるだろう！　だから，力いっぱい押すな！

尚子：では，アキレス腱断裂診断のクライマックス！　Thompsonテスト（**図3**）にまいります。膝を直角に曲げてください。そして腓腹筋を強くつまみます。あら不思議？　本来なら底屈するはずの足関節が全く動きません。亮一先生，こんなもんでよろしいでしょうか？

亮一：いいよ。

図2　アキレス腱断裂に伴う陥凹

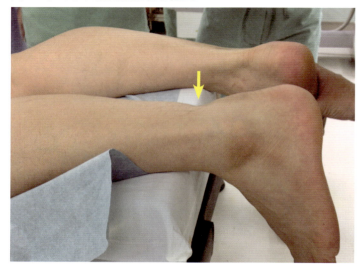

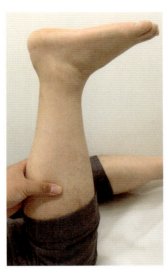 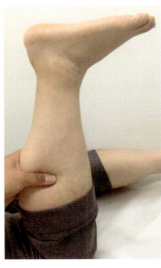

図3 Thompson テスト
腹臥位で膝を90°曲げる。腓腹筋をつまむと，普通は足関節が底屈するが，アキレス腱断裂があると底屈しない。

尚子：では，念のためレントゲン検査を行います。

亮一：何のためにレントゲン検査を行うんだ？

尚子：骨折，特に踵骨をチェックするのがメインです。

亮一：裂離骨折（**図4**）の有無をチェックしたいのなら撮影を許可する。

図4 踵骨裂離骨折の例

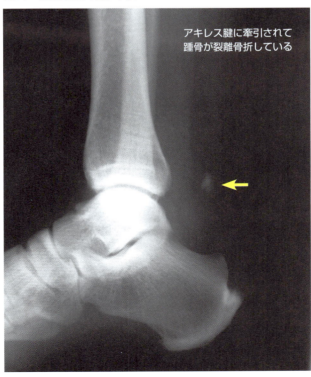

アキレス腱に牽引されて踵骨が裂離骨折している

アキレス腱断裂は底屈位で固定

──足関節のX線写真を撮影したが，裂離骨折を含めて骨傷はなかった。

尚子：骨傷はありませんでしたね。超音波検査までやりますか？
亮一：やってもいいが，腱実質部の完全断裂なので，治療方針の決め手にはならないだろう。

尚子：なるほど。では治療ですが，保存療法になさいますか？ 手術療法になさいますか？
亮一：保存療法でお願いする。
尚子：承知しました。では，ギプス固定を行います。大腿から足先までのギプス固定でよろしいでしょうか？
亮一：ファミレスのマニュアルみたいな対応だな。今時，アキレス腱断裂に大腿から足先までギプス固定するやついるか？ 下腿からで十分だ。
尚子：あらっ，私の持ってる教科書には「大腿から」って書いてあったはず…。だって，下腿三頭筋は2関節筋ですよね。
亮一：その通りだ。理論的には大腿から巻くのがよいはずだ。だから，昔は大腿から前足部までギプス固定するのが普通だった。でも，ほとんどの場合に下腿からのギプス固定で十分であることがわかったから，今は下腿ギプス固定でいいことになってる。
尚子：そうなんですか。

──珠子ナースが，4インチのギプス2巻とバケツに水をくんで運んでくれた。尚子は，まずストッキネットを膝から足先までかぶせたあと，下巻きの綿包帯を前足部から膝下まで巻き込んだ。続いて，足先を持ち上げ，足関節を直角にしようとした。

亮一：痛ええぇ──！ バカやろう，何してるんだ！ 足関節底屈位でギプスを巻くんだよ。
尚子：そんな不良肢位でギプスを巻いたら，師匠に叱られます。
亮一：あのな，骨折のギプスは良肢位で巻かなきゃいけないけど，アキレス腱断裂では底屈位で巻くんだよ。そうしないと断裂したところが近寄らないだろうが。
尚子：はぁ，奥が深いですなあ。では，底屈位で巻かせていただきます。師匠は，どの位の底屈位がお好みでしょうか？
亮一：わからないなら，素直に「底屈何度で巻くんですか」と尋ねろよ。2週間はできるだけ底屈位にして，その後は2週間毎にギプスを巻き直す。巻き直す度

に，自然下垂位，底背屈中間位にしていく。だいたい，そんなところで大丈夫だ。固定期間は6〜8週間でいい。ギプスの代わりに，底屈位から徐々に背屈位にできる装具で治療することが最近は多い。

尚子：ラジャー。

—— 尚子が上手にギプスを巻き上げる（**図5**）。

尚子：この後，松葉杖を処方いたしますから，しばらくお待ちください。師匠のご自宅まで，私の真っ赤なSLKでお送りいたしますので。

—— 珠子ナースは，こらえきれず，とうとう大笑いしてしまった。

図5　アキレス腱断裂に対するギプス固定

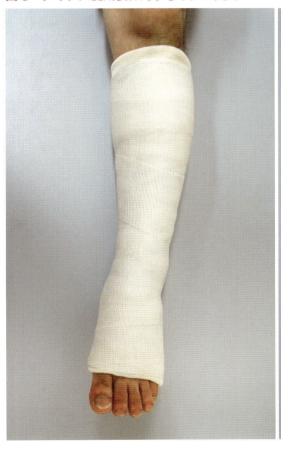
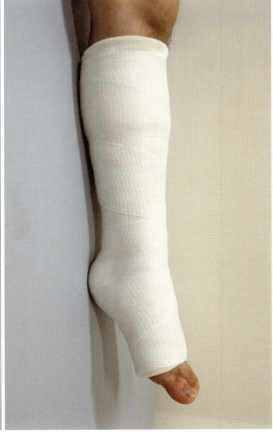

3 足関節・足　症例5

足関節の強い変形と腫脹

43歳，男性。自転車走行中に，飛び出してきたネコを避けようとして転倒，右足関節を捻挫した。右足関節の激痛を主訴に，友人に連れられて救急受診した。

―― 研修医・万里小路尚子は，右足関節の外観を見て，足関節を簡易型のシーネで固定し，すぐにX線写真をオーダーした。数分後にX線写真が電カルで確認できるようになった（**図1**）。

尚子：足関節の果部骨折です。
亮一：どの部位が骨折している？
尚子：脛骨内果，後果，腓骨外果です。
亮一：転位の程度はどうだ？

図1　受診時のX線写真

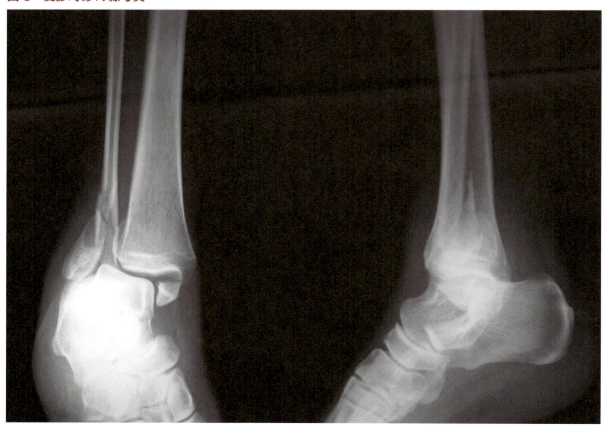

尚子：距腿関節が亜脱臼していて，骨折部もけっこう転位しています。そのため足関節の変形と腫脹が強いです。

亮一：治療は？

尚子：骨接合術です。

亮一：そうだな。

尚子：すぐに整形外科へコンサルトですね。

亮一：だいぶ変形が強いので，まず，できるだけ整復してギプス・シーネ固定しておく。それから整形外科へコンサルトだ。

── 患者を救急室へ入れて，亮一は変形した足関節を徒手整復して，U型シーネで仮固定した（図2）。疼痛はいくぶんましになったようである。亮一が院内PHSで整形外科へコンサルトして，すぐに手術（創外固定）を行うことになった。

亮一：手術室が空いてるようなので，今からすぐに創外固定器で仮固定することになった。軟部の腫脹が軽快したら，プレートとスクリューで内固定へコンバー

図2　U型シーネで仮固定

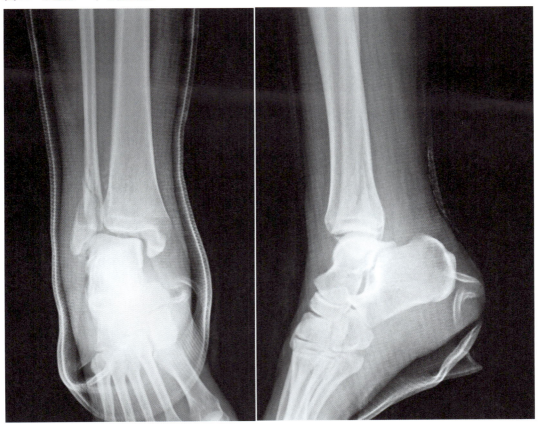

3 足関節・足

症例5 ◆ 足関節の強い変形と腫脹

ジョン（変更）予定だ。

尚子：へえー，どうしてすぐにプレートとスクリューでさっさと固定しちゃわないの？

亮一：プレート固定しようと思うと，皮膚に切開を加えて，軟部組織を剥がさないといけないだろう。

尚子：そりゃあ，そうです。

亮一：この患者さんの骨折は，転位が大きくて，腫脹も著しい。軟部組織の状態もかなり悪い。

尚子：そんな悪い状態の皮膚や軟部組織を，これ以上痛めつけたらあかん，ってことやね。だから今日のところは創外固定（図3）だけやって，一旦待機ってことだ。

亮一：その通り。軟部組織の状態が良くなったら，プレートとスクリューで最終的な内固定術を行うんだ。

図3　創外固定

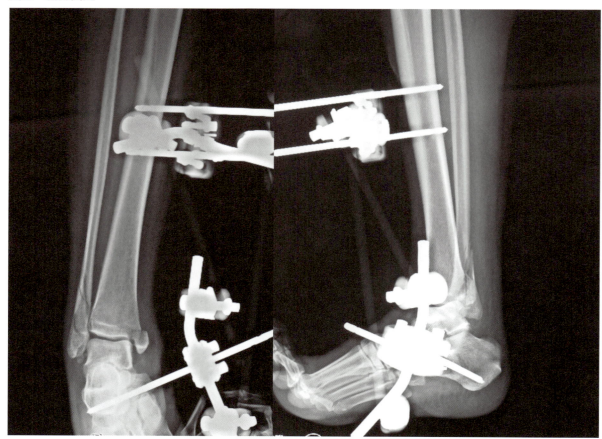

3 足関節・足 | 症例6

高所から落下して踵部を受傷

47歳，男性。2メートルの高さで作業をしていて，転落して踵から着地した。右踵の疼痛と腫脹があり，病院を受診した。

診察所見

—— 高所からの墜落受傷という，踵骨骨折に典型的な受傷機転の患者である。足関節から踵部および足背にかけて腫脹が強く，皮下出血も広範囲である（**図1**）。すでに一部に水疱形成もみられる。他の部位には症状はない。研修医・万里小路尚子は，踵骨のX線写真をオーダーした。

尚子：高所からの墜落で，踵部の疼痛ですから，典型的な受傷機転です。踵骨骨折の可能性が高いですね。
亮一：そうだな。X線写真は？
尚子：踵骨2方向（側面像と軸位像）をオーダーして，今，撮影してもらってます。そろそろ写真ができてくる頃かと。

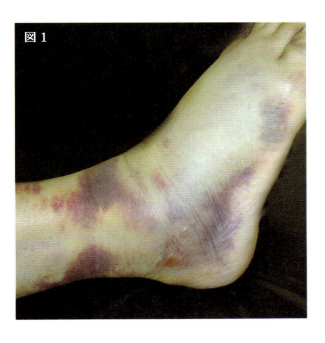

図1

踵骨骨折は CT も撮ろう

―― 尚子は電カルの画面に X 線写真（図 2）を出した。

尚子：分かりづらいですが，側面像で踵骨内に骨折線らしきものが見えますね。軸位像では，骨折線がハッキリ見えます。踵骨骨折です。転位はちょびっとですね。局所所見のわりには，骨折はおとなしい感じですね。

亮一：そうだな。最近は，踵骨骨折は CT で評価することも多いので，追加でオーダーしておこう。

尚子：踵骨はけっこう複雑な形をしてるから，CT の方がよくわかりますもんね。患者さんにも，骨折がありそうなら，CT 検査も行うと説明していますので，そのまま CT 室へ行ってもらいます。

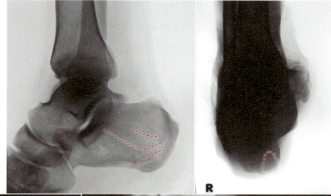

図 2　踵骨側面像と軸位像

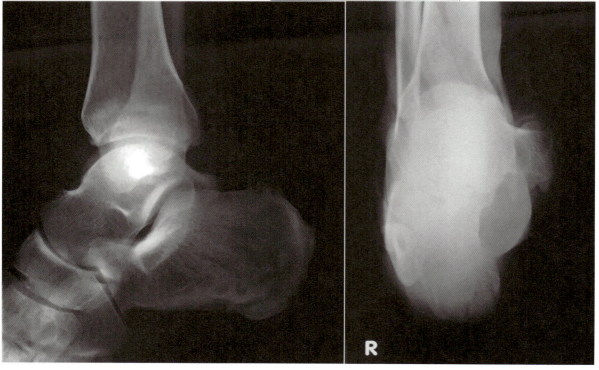

尚子：CT（図3）だと，抜群によくわかりますね！　X線写真よりずっとバラバラに見えます。

亮一：一見，バラバラに見えるが，踵骨の外形そのものはあまり崩れていないのもわかるだろう。

尚子：確かに…，言われてみればそうですね。

亮一：踵骨骨折のうち，距骨下関節（距踵関節）に骨折線がある骨折を関節内骨折という。この患者さんの骨折は距骨下関節（距踵関節）に骨折線が入っていないし，距骨下関節（距踵関節）の転位がない。

尚子：距骨下関節がズレている骨折では，そこを整復するのが大切だってことですか？

亮一：まあ，一応そういうことになっている。

尚子：この患者さんの踵骨骨折は，外形が保たれていて，距骨下関節の転位もないので保存療法でOKってことですね。

亮一：そうだな。

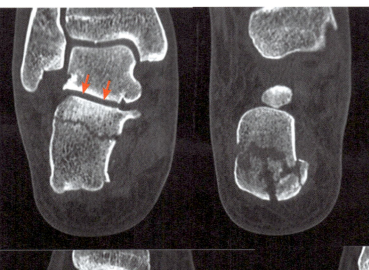
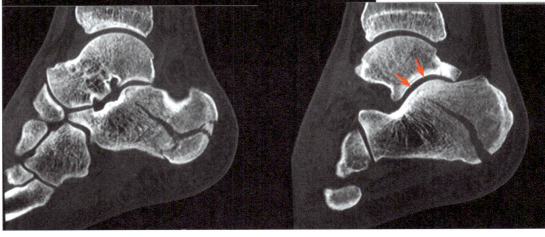

図3　CT-MPR像
矢印は距骨下関節を示す。

ギプスしないってどういうこと？

尚子：ギプスやギプス・シーネなどの外固定をするんですか？

亮一：どっちでもいい。

尚子：ギプスでも，ギプス・シーネでもどちらでもいいってこと？

亮一：固定しても，しなくてもいい。

尚子：え〜 何？ その投げやりな指導。固定しないで荷重でもしたら，骨折したところがズレちゃいますよね。

亮一：ズレない。

尚子：えっ，どうして？

亮一：踵骨骨折はどうやって受傷する？

尚子：高所から墜落して，踵を地面にぶつけて折れる。

亮一：そうだろう。

尚子：何をいまさら？？

亮一：骨っていうのは，原則として圧迫力より引っ張り力に弱い。だから，普通は引っ張り側から骨折は生じる。圧迫力がメインで骨折するのは，海綿骨の部分だけだ。

尚子：脊椎の椎体骨折や踵骨骨折，それに脛骨プラトー骨折なんかがそれに該当する骨折ということか…。

亮一：踵骨骨折は，通常，かなり大きな外力が加わって骨折するよな。

尚子：高所からの墜落ですから当然です。

亮一：一度壊れたら，壊れる時に受けた外力より大きな外力が加わらないと，それ以上は転位しない。

尚子：確かに言われてみれば，そんな気がしてきたわ。

亮一：だから，踵骨骨折の保存療法にはギプスやギプス・シーネ固定は絶対に必要というわけではない。

尚子：なるほどね！

亮一：局所安静の意味で固定してもよいが，踵骨骨折はよく腫れる。ギプスやギプス・シーネで固定すると，循環がさらに悪くなって腫れが引かないことがある。なので，軽く弾性包帯で巻いてあげるくらいの方がいい場合が多いんだ。

尚子：それで，「投げやり」な指導になったわけか。RICEで対応だけど，しっかり固定する必要はないってことですね。

亮一：まあ，そういうことだ。

尚子：では，弾性包帯ゆるゆる固定ぐらいにして，あとは挙上と冷却で対応しておきます。松葉杖も処方して，荷重は痛みに応じてにします。整形受診は？

亮一：そんなに急がなくていいだろう。手術はしないだろうから。

尚子：では，1週間後ぐらいに再診としておきます。

亮一：それで OK だ。あと，「整形外傷基本セット」もな（笑）

尚子：先生もだいぶわかってきたみたいですね（笑）

踵骨骨折の手術適応

── 尚子は，CT 室から戻った患者に病状を説明した後，亮一の指示どおりの対応をした。患者は，松葉杖をついて救急室を後にした。

尚子：距骨下関節がズレている踵骨骨折（**図4，図5**）は，必ず手術するんですよね。

亮一：難しいな。

尚子：そりゃあ，私にはまだ手術は難しいとは思いますけど。

亮一：いや，そうじゃなくて，どのような踵骨骨折が手術適応なのかっていうのが，実はハッキリしないんだよ。X 線像でみられる変形が必ずしも臨床症状と一致しないことが問題なんだ。

尚子：へえー。ひどく折れて変形癒合しても，症状は大したことがない人もいるってことですか？

亮一：そうなんだ。距骨下関節がズレている踵骨骨折に対して，手術療法と保存療法とを比べた大規模なランダム化比較臨床試験が 15 年くらい前にカナダで行わ

図4　踵骨関節内骨折の例

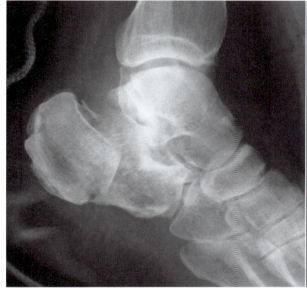
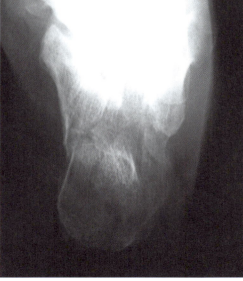

図5 踵骨関節内骨折（粉砕骨折）

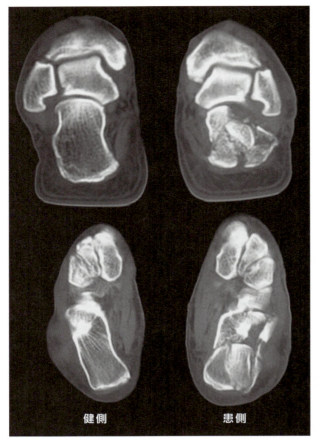

健側　　　　　患側

図6 Essex-Lopresti 分類

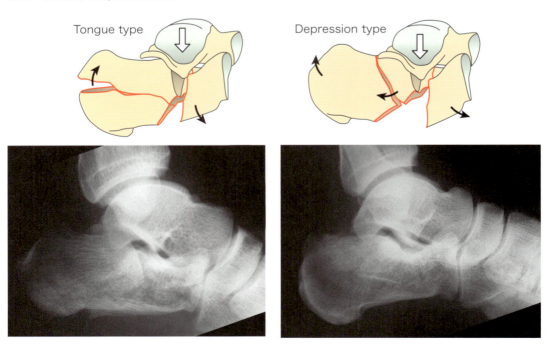

Tongue type　　　　　Depression type

れた。各群300人くらいの患者さんについての臨床試験だ。

尚子：ほう，興味深い臨床試験ですね。

亮一：その結果，層別解析しない場合，治療成績は手術治療と保存療法の間に有意な差がなかったんだ。

尚子：手術しても大して得しないってこと？！

亮一：層別解析すると，労災補償のある患者さんの手術成績が悪い。労災補償のない患者さんについては，29歳以下，粉砕骨折，軽作業従事者なんかでは手術療法の成績がいい。

尚子：踵骨骨折は手術すべきかどうか，なかなか難しいんですね。

亮一：うちでは，距骨下関節がズレている関節内骨折には，手術療法で対応することが多いけどね。

踵骨骨折の分類

尚子：踵骨骨折には，分類はないんですか？

亮一：X線写真の分類では，Essex-Lopresti分類（図6）がある。Tongue typeとjoint depression typeに分ける。結節部の骨片が距骨下関節と一塊となって転位しているのがtongue typeで，結節部の骨片が距骨下関節と一塊になっていないのがjoint depression typeだ。転位の大きさの指標としてBöhler角（図7）を測定する。

尚子：何や覚えにくい分類名ですね。人名なんでしょうけど。翔ちゃん先生が，「踵骨骨折ではBöhler角を計測しときや」いうてはっ

図7　Böhler（ベーラー）角
踵骨隆起と後距踵関節の最上縁を結ぶ線（青線），踵骨前方突起と後距踵関節の最上縁を結ぶ線（赤線）が交わる角。正常値は20°〜40°。

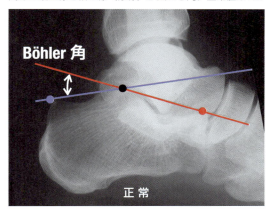
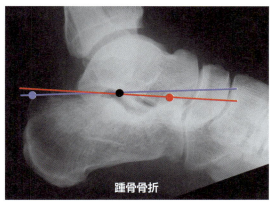

図8 SandersのCT分類

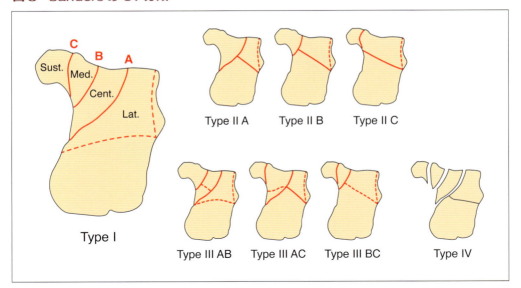

　　　たんは，そのことやね。
亮一：Tongue typeはイメージを見ながら，関節面と一塊になっている骨片にピンを刺して，グイッと持ち上げて整復できるが，joint depression typeは整復がより難しい。
尚子：なるほど。さらに距骨下関節（距踵関節）まで骨折線が及んでいると，踵骨関節内骨折っていうわけや。
亮一：そうだ。踵骨関節内骨折は，CTの前額断で分類するSanders分類（**図8**）が主流だ。後距踵関節内の骨片の数と部位によって分けているんだ。

肩関節・上腕骨 4

解剖

◆ 基礎知識

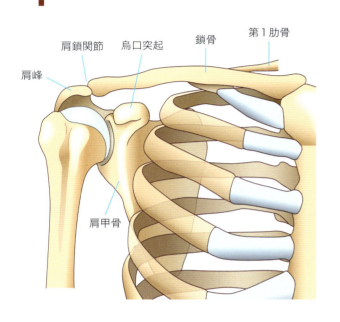

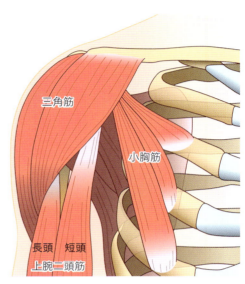

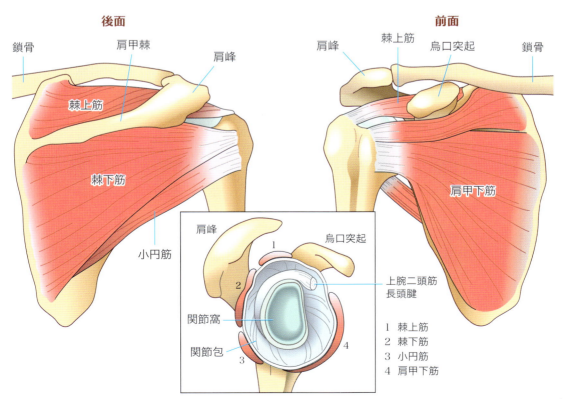

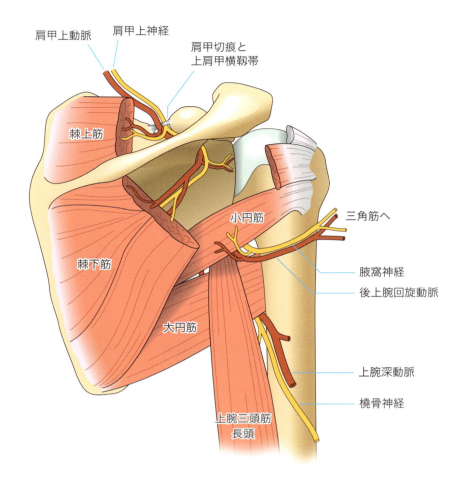

X線単純写真と骨の名称

- 肩関節は複数の骨が連携して構成されるのと，動きも大きいため，X線写真の撮影肢位も複雑になります。

- 正面撮影だけでも，3つの方法があります。
  ①肩関節概観撮影（routine AP）（図A）
  ②肩関節正面撮影（true AP）（図B）
  ③肩峰下関節撮影（肩関節正面）
- 上腕骨は内旋位，中間位，外旋位，挙上位があります。

- そのほかに，次の方法があります。
  ④肩甲骨Y撮影（scapular Y）（図C）
  ⑤肩関節軸位（腋窩）撮影（図D）

図A　肩関節概観撮影（routine AP）

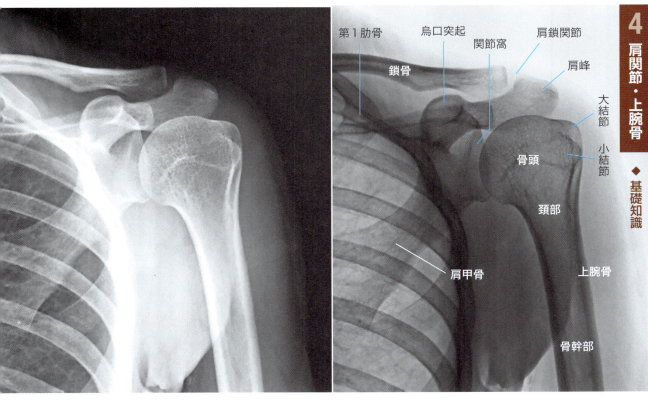

図B　肩関節正面撮影（ture AP）

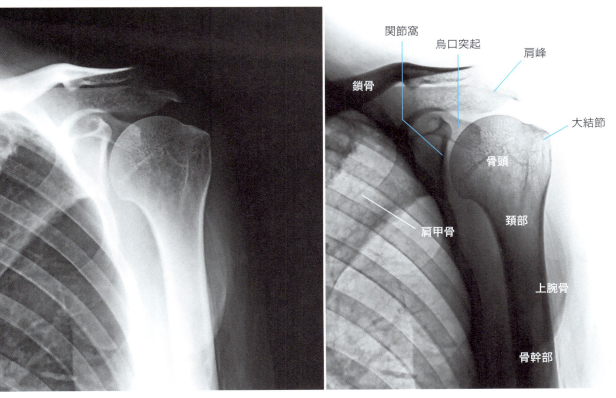

図C　肩甲骨Y撮影（scaplar Y；肩甲骨側面撮影）

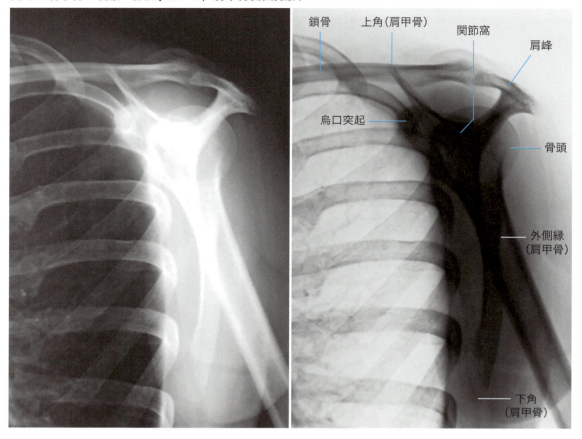

図D　肩関節軸位撮影

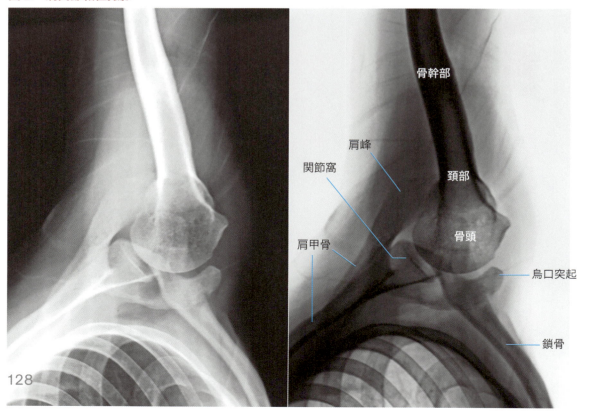

肩関節の可動域

- 肩関節は自由度の大きな関節であるため，いろいろな方向で可動域を測定します。最も基本的な動きが，前額面での外転・内転運動と，矢状面での屈曲（＝前方挙上）・伸展運動です。「気をつけ」の位置が基準となり 0°です。
- 屈曲運動は，「気をつけ」の位置から腕を前方へ真っ直ぐに動かして「万歳」の位置まで動かす運動です。一番てっぺんまで上がった状態が 180°になります。伸展運動は，「気をつけ」の位置から腕を後方へ動かします。屈曲と伸展が一連の運動になります。
- 外転運動は，「気をつけ」の位置から腕を外側に動かして「万歳」の位置まで動かす運動です。一番てっぺんまで上がった状態が 180°になります。内転運動は，「気をつけ」の位置から腕が身体をすり抜けて反対側に動く運動です。そんなことはできないので，腕を身体の前方に動かして測定します。
- これらの運動はともに，「気をつけ」の位置から「万歳」の位置までの運動ですが，途中で通るルートが異なるだけです。外転・内転運動と，屈曲・伸展運動は，肩の主要運動になります。
- もう 1 つ大事な運動が，肩の内旋・外旋運動です。これには肩を 90°外転して測定する場合と，肩を内外転 0°で測定する場合とがあります。

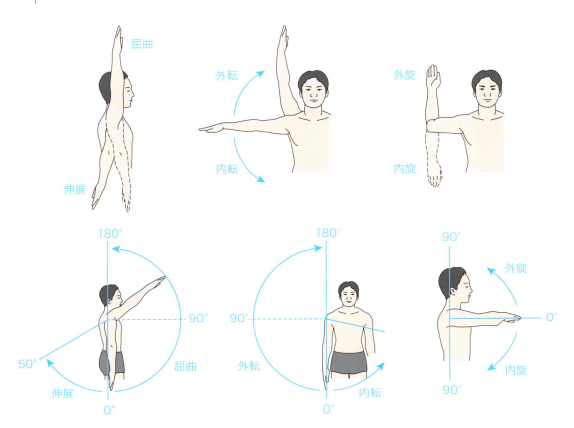

4 肩関節・上腕骨 ｜ 症例1

転倒後の肩の激痛

40歳，男性。荷物の運搬中に転倒して受傷。直後から左肩を動かすと激痛があり，救急車で搬送された。過去に左肩関節脱臼の既往はない。

診察所見

―― 患者は，救急隊員に連れられ，右手で左上肢を支えて診察室に入ってきた。

尚子：どんなかっこうで受傷されました？
患者：左腕を後ろへもっていかれました。イタタ…
尚子：（自分の右肩を外転・外旋しながら）こんな感じですか？
患者：そうそう。そんな感じで，引っ張られました。
尚子：過去にも同じようなことがありましたか？
患者：これが，はじめてです。

―― 研修医・万里小路尚子とナース・津村珠子は，協力して患者の衣服を脱がし，上半身を確認した。左肩に肩関節脱臼に特徴的な変形がある（図1）。やっぱり肩関節脱臼だね，と尚子は心の中でつぶやいた。

図1　局所所見

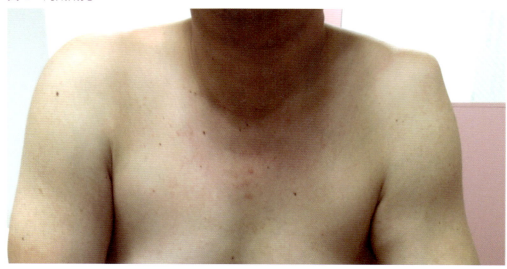

尚子：私と同じように手を動かして下さい。はい，グー，パー，グー，パー。大丈夫できますね。肘は動かせる。うん，大丈夫だね。肩，腕，手指の感覚はどう？　これ感じますか？　うん，ちょっと肩の外側がわかりにくいようですね。

── 尚子は，肩以外の肘・手指に運動麻痺がないこと，感覚障害も肩以外にはないことを確認した。

尚子：肩の関節が脱臼していると思います。レントゲン写真を撮って，脱臼の状態と骨折がないかをまず調べますね。

患者：わかりました。

── 津村ナースに連れられて，患者はレントゲン室へ向かった。尚子は，肩関節正面像と肩甲骨側面像をオーダーし，院内 PHS で指導医の猪熊亮一に，救急隊から連絡のあった脱臼患者が到着したと伝えた。しばらくして，亮一がやって来た。

尚子：左肩関節脱臼です。肩関節脱臼は，はじめて診ます。
亮一：そうだったな。受傷肢位は？
尚子：典型的な，外転・外旋強制です。
亮一：初回脱臼か，反復性かどっちだ？
尚子：初回脱臼のようです。
亮一：神経学的所見は？
尚子：左肩の外側に少し感覚鈍麻があります（**図 2**）。

図 2　感覚障害

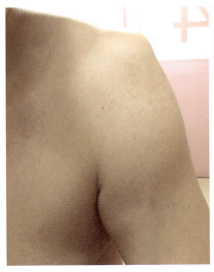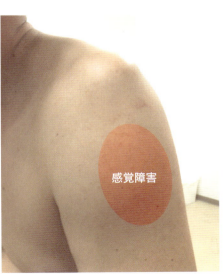

図3
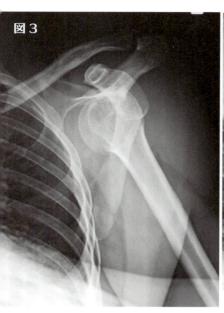
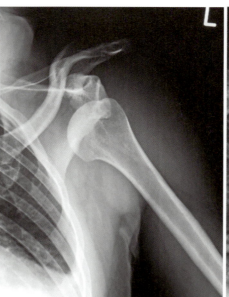
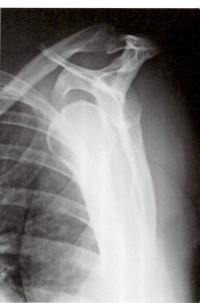

亮一：レントゲン写真は？
尚子：いま，撮影中です。
亮一：撮影肢位はどうした？
尚子：Routine, True, Scapula Y にしました。
亮一：それでいい。

――― 数分後，電カルの画面にX線写真が映し出された（図3）。

尚子：これは，私が見てもわかるわ。脱臼してますね。
亮一：前方脱臼だな。整復しよう。整復方法にはどんなものがあるか知ってる？
尚子：教科書には，ヒポクラテス法とか，コッヘル法とか書いてありましたが，実際には見たことないです。
亮一：今は，整形外科医でもその方法はあまりやらない。ゼロポジション牽引法（図4）かスティムソン法（図5）が主流だ。こっちの方がより安全だからね。

珠子：患者さん，戻られたようです。診察室に入ってもらいますか？
亮一：そうだな。お願いします。
珠子：おもりとストレッチャーは用意しますか？
亮一：うーん。ゼロポジションでいくよ。
珠子：了解です。

図4　ゼロポジション牽引法

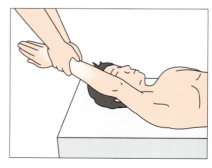

ゼロポジション牽引法による脱臼の整復

―― 珠子の案内で患者が診察室に入ってきた。珠子は診察ベッドを動かして，患者の頭側に人が立てるスペースを作った。そして，患者を診察ベッドの上に仰向けになるように寝かせた。

亮一：肩の関節がはずれているので，これから戻します。はずれた時に少し骨にヒビが入っているようです。慎重にやりますが，ヒビが大きくなることもあります。

患者：わかりました。

亮一：もし，痛みが強ければ，言ってください。我慢できない場合は，麻酔をかけて眠ってもらってやりますから。

患者：わかりました。よろしくお願いします。

―― 亮一は，患者の左側の頭側に立ち，患者の前腕を両手で持って，牽引しながら左肩をゆっくりゆっくりと外転挙上して，ゼロポジション位に近づけていった。

亮一：痛くないですか？

患者：大丈夫です。

亮一：できるだけ力を抜いてリラックスしてください。

患者：はい。

図5　スティムソン法

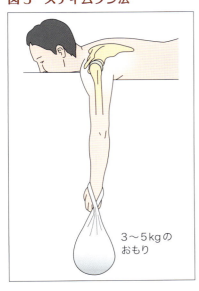

3～5kgのおもり

―― ゼロポジション位のまま，亮一は少しずつ腕にかかる牽引力をふやし続けた。しばらくすると，ポコッという音とともに脱臼は整復された。この間，約5分ぐらい。

患者：何か，入ったみたいです。

亮一：そうですね。起き上がってみましょうか。

―― 3人の手助けを受けて，患者は起き上がった。左肩の変形はなくなっている。肩を少し動かしてもらうと，痛みは少しあるが，動かせるようになった。

亮一：確認のためのレントゲン写真を撮影します。

珠子：外固定はレントゲン撮影のあとでいいですか？

亮一：そうだな。

——珠子ナースに連れられて，患者はもう一度レントゲン室へ向かった。

尚子：あんなに簡単に入るもんなんですか？
亮一：なかなか入らない患者さんもいるし，入りやすい患者さんもいる。反復性脱臼の人はわりと簡単に入ることが多い。脱臼の整復は，いかに患者さんに力を抜いてもらうかがポイントだ。鎮静をかければ，あれっというくらい簡単に脱臼は整復できる。痛いと力が入ってしまうので，整復できないんだ。
尚子：なるほど。今のが，ゼロポジション牽引法（図4）ですね。
亮一：そうだ。この次は，尚子にやってもらう。
尚子：了解です。スティムソン法ってのは？
亮一：スティムソン法は，患者さんをベッドにうつぶせにして，腕をベッドの外に垂らして，3〜5 kg のおもりをぶら下げるだけだ（図5）。
尚子：そっちの方がずっと簡単じゃん？　先生，ひょっとして私に格好いいとこ見せたくてゼロポジションで整復してくれはったんですか？
亮一：半分はその通りだ。研修医に手技を見せるために，ゼロポジション牽引法を実演してみた。
尚子：残りの半分は？
亮一：スティムソン法は，簡単で安全だが，整復まで時間がかかるのが少し難点なんだ。それにスティムソン法は，患者さんがいなくても尚子に教えることができるからな。
尚子：なるほど。スティムソン法では，どれくらいの時間で整復されるん？
亮一：10分から20分くらいかなぁ。正確には計測したことはない。
尚子：そうか，ありがとうございます。
亮一：整復後のX線写真はどうだ？

整復後のX線写真を確認すると…

——PACS画面を更新すると，整復後のレントゲン写真が現れた（図6）。

尚子：ちゃんと入ってるように見えます。
亮一：おかしな所が2ヵ所あるが，わかるか？
尚子：えっ，全然わからへんわ。
亮一：関節の適合性はどうだ？
尚子：ちょびっと，上腕骨頭が下に行ってるように見えます。
亮一：ご名答。少し下方に亜脱臼しているようだ。
尚子：私も，なかなかやるね！

図6 整復後のX線写真

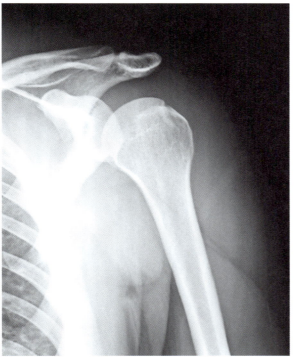
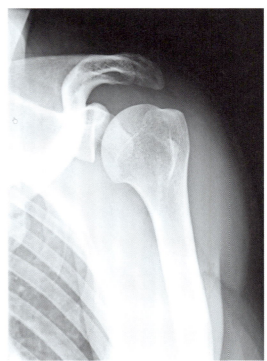

亮一：骨はどうだ？

尚子：（左側の写真を指さして）この大結節のあたりがヘンじゃない？

亮一：今日は，調子がいいようだな。

尚子：私，すごいよねぇ！

亮一：骨傷は，脱臼した時にできたものだ。整復前のScapula Y像の骨頭にも骨折線がある（図3右）。上腕骨頭外側の圧迫骨折でHill-Sachs lesionと呼ばれている（図11）。

尚子：ほほー。下方への亜脱臼は，なんで起こってるん？

亮一：肩関節脱臼の合併症には何がある。

尚子：うーん，腱板損傷？

亮一：確かに中高齢者では，肩関節脱臼と腱板損傷は合併しやすい。

尚子：当てずっぽうでした（笑）

亮一：そんなことは，わかってる。他には？　この患者さんには肩の外側に感覚障害があったよな。

尚子：おっと，そうでした！　私としたことが大切なことを見逃すところでしたわ。腋窩神経麻痺ですね。

亮一：ご名答。腋窩神経は後方から前方へ上腕骨頭の近くを巻き込むように走行している。だから，肩関節脱臼や上腕骨頸部骨折では容易に損傷されるんだ。前方脱臼の10％程度に合併するといわれている。

☞ 腋窩神経の走行 126ページ

尚子：この患者さんの場合には，腋窩神経損傷の可能性もあるってことですね。

亮一：感覚障害があるので，損傷している。ただ，前方脱臼に伴う腋窩神経麻痺はほとんどが自然治癒する。

尚子：なるほど。腋窩神経麻痺があるから，三角筋の筋力低下のために少し亜脱臼しているってことですね。

亮一：肩関節前方脱臼，腱板損傷，腕神経叢損傷（あるいは腋窩神経損傷）を合併した例を，"terrible triad" とか "unhappy triad" と呼ぶこともあるんだ。

尚子：治療が大変そうですね。

亮一：治療はもちろん大変なんだが，診断が難しいことが多い。脱臼を整復したあとに肩がうまく上がらない場合には，積極的に MRI 検査を行うのがいいと思う。整復されても，しばらくは痛いのですぐに肩を動かせるとは限らない。痛みで挙上できないのか，腱板損傷で挙上できないのか，腋窩神経麻痺で挙上できないのか，鑑別が難しいだろう。

尚子：だから，積極的に MRI なんですね。

珠子：患者さんが戻られました。

亮一：じゃあ，入ってもらおう。

―― 患者の痛みは軽減しているが，肩の外転がしづらいようである。亮一は，患者に肩の脱臼は整復されているが，腋窩神経麻痺があること，他に腱板損傷の可能性もあるので，MRI を撮影してから整形外科を受診するように説明した。その後，三角巾とバストバンドで左肩を内旋位で固定した（**図7**）。

図7　三角巾とバストバンドで固定

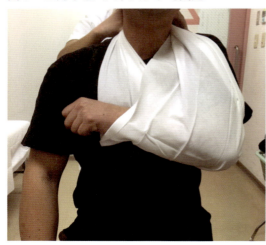
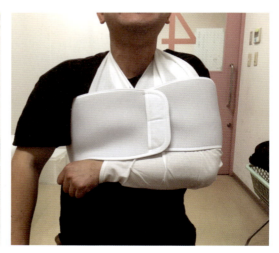

必ず X 線撮影をする理由

──患者さんが出て行ったあとの診察室で，亮一が尚子に話しはじめる。

亮一：肩関節脱臼の 95% は前方脱臼だ。肩の脱臼は，受傷機転と外観でほとんどわかるが，必ずレントゲン撮影をすること。なぜだかわかる？

尚子：そりゃあ，脱臼の証拠を残すためじゃないの？

亮一：もちろんそうだが，時々，写真もとらずに整復するやつがいる。脱臼ではなくて骨折の場合だってある。脱臼と骨折を合併していることもある。いわゆる脱臼骨折だ（図8）。また，脱臼した時には骨折してなくても，整復する際に大結節や頚部を骨折させてしまうこともあるんだ。高齢者では骨が脆弱化していて，特にそのリスクが高い。レントゲン写真を最初に撮影していないと，整復する前から骨折があったのかどうかすら，わからなくなる。脱臼間違いなしと思っても，レントゲン撮影は絶対に必要なんだ。

図8　脱臼骨折の例

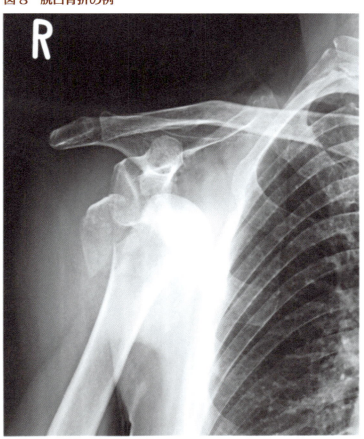

尚子：ちゃんとレントゲンをオーダーした私はすごく偉いですよね。

亮一：別に偉くない。それが普通だ。

尚子：たまには人を褒めないかねぇ。先生は Six Micro-skills って知らないでしょう！ 先生はわりと出来てる方だけどね。

亮一：なんじゃぁ，その Six Micro-skills ってのは？

尚子：今度，デートしてくれたら教えてあげますよ（笑）

亮一：高くつきそうだからやめておく（笑）

Six Micro-Skills
164 ページ

脱臼が反復するわけ

尚子：脱臼後の固定ですが，さっきのような格好で固定するのが一般的なんですか？

亮一：以前は，さっきのように肩関節内旋位で固定（**図7**）するのが普通だったけど，現在は外旋位固定を推奨する人もいる。

尚子：なぜですか？

亮一：肩関節脱臼を整復した後は，何が問題になる？

尚子：痛みが続くことですか？

亮一：まあ，それもあるけど…

尚子：すぐにまた外れるとか？

亮一：普通はすぐには外れないが，脱臼を繰り返すのが問題なんだ。いわゆる反復性脱臼だ。

尚子：どれくらいの頻度で反復性脱臼に移行するん？

亮一：10代で初回脱臼すると，80～90％が反復性脱臼を起こすという報告もある。

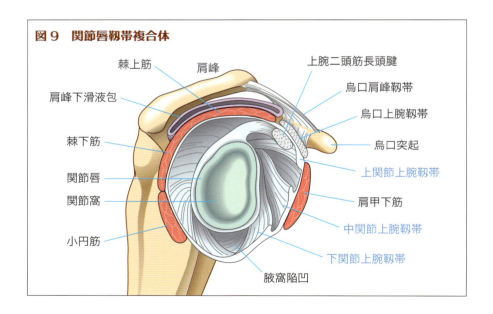

図9　関節唇靱帯複合体

尚子：ひょえ〜　めっちゃ高頻度やんか！

亮一：肩の脱臼は，ラグビーやアメフトなどのコンタクトスポーツでの受傷が多い。肩を脱臼すると，関節唇，関節包が損傷を受ける。肩の関節包には肥厚して索状になっている部分がある。これを関節上腕靱帯（glenohumeral ligament）というんだ。靱帯といっても，関節包のヒダみたいなものだ。前方には上・中・下3ヵ所の靱帯がある（図9）。

尚子：関節唇と，その関節上腕靱帯とどっちが大切なん？

亮一：両方大切だ。関節唇と靱帯は複合体になっていて，関節窩とともに肩を安定化している。

尚子：ますます，ややこしいやん。まとめると，上腕骨頭は関節窩におさまっているけど，関節唇と靱帯の複合体が協力して骨頭を安定化して，簡単には前方に脱臼しなくなっているってことか。肩が脱臼すると，関節窩，関節唇，関節上腕靱帯が損傷されるわけやね。

亮一：関節靱帯では前下関節上腕靱帯（anterior inferior glenohumeral ligament：AIGHL）が最も重要だ。関節の前下方部で関節唇靱帯複合体が剥がれた部位をバンカート病変という（図10，図11）。この損傷が生じるので反復性脱臼に移行すると考えられている。

尚子：関節包の前下方にある壁が破れて緩んで，そこから脱臼してしまうってことですね。

亮一：簡単にいえば，そういうことだ。初回脱臼する前は，損傷を受けていないのだから，整復後に損傷を受けた部分が元通りに修復されれば，理論的には再脱臼しにくくなるはずだろう。

尚子：そりゃあ，そうだわ。

図10　Bankart病変（左）と骨性Bankart病変

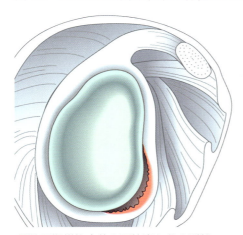

関節唇靱帯複合体の関節窩からの剥離

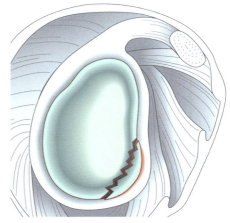

骨片つき関節唇靱帯複合体の関節窩からの剥離

図11 Bankart 病変と Hill-Sachs 病変

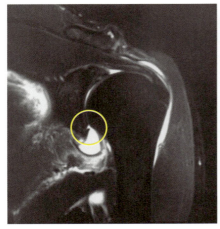
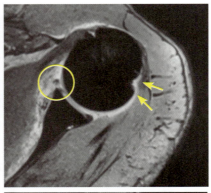
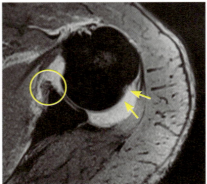

○ Bankart lesion
↑ Hill-Sachs lesion

亮一：脱臼を整復した後，昔は肩関節内旋位で3週間ぐらい固定するのが一般的だったんだ。手掌を反対側のお腹の上においた肢位（図7）だね。ところが，さっきも説明したように，こういう固定をしても高頻度で再脱臼するわけで，うまく修復できていないんじゃないかと考えられるようになった。

尚子：固定しても再脱臼するなら，固定の効果がないわけですからね。80～90％の再脱臼率って，ガンバレ整形外科医って感じですよね。

亮一：肩関節内旋位で固定すると，損傷を受けたところが緩んだまま治るのではないかと考える人が出てきた。それで，最近では外旋位で固定する方法も行われるようになった。

尚子：外旋位固定っていうことは…「小さく前へならえ」の肢位ですか？

亮一：それよりもう少し外旋位にする。ただ，本当にこの肢位の成績が良いのかどうかは，まだ十分には検証されていない。

尚子：そんな辛気くさいことやってんと，ガバッと切って，痛んだところを縫い縮めたらあかんの？

亮一：そう考える人もいる。脱臼時にMRIを撮影して，Bankart病変があれば，すぐに修復するのがよいっていう考えだ。最近はガバっと切らなくても，関節鏡を見ながら手術できるようになった。整形外科医も頑張ってるんだよ！

尚子：スポーツ整形の晋太郎先生の出番ですね？

亮一：晋太郎は下肢が専門だ。肩は，札幌から玉造幹人先生に来てもらってるよ。

4 肩関節・上腕骨 | 症例2

男児が鉄棒から落下して肩を打撲

12歳，男児。体育の授業中に高鉄棒から落下して右肩を打撲した。右肩の疼痛と運動制限を主訴に，担任の教師と来院した。

―― 研修医・万里小路尚子は，患児と同伴の教師から受傷時の状況を聞き，患児の右肩から上肢全体を診察した。肩以外には問題はなさそうで，両肩のX線写真をオーダーした。

尚子：12歳の元気な男の子です。鉄棒から落下して右肩を打撲しました。右肩に軽度腫脹と運動制限があります。挙上が120°，外転が100°くらいです。肩以外の肘，手，手指の運動障害はありません。上肢の感覚障害もありません。

亮一：レントゲン所見は？

尚子：肩周囲の軟部組織の軽度腫脹，それとですね，上腕骨近位端に骨折があって，少し転位しています。

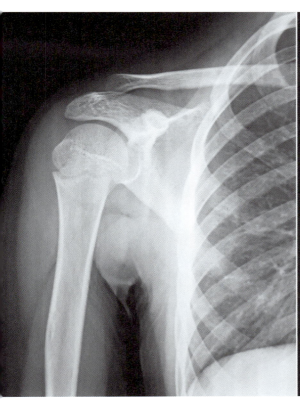 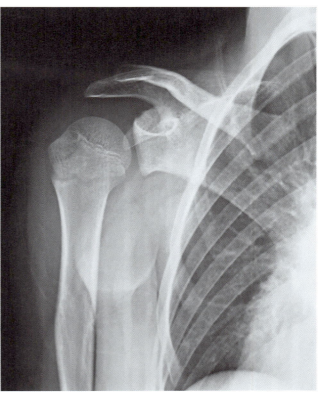

亮一：どこに骨折があるんだよ。

尚子：誠に失礼ではございますが，師匠の目は節穴ですか？　こんなにハッキリ骨折線が見えてるやん！

亮一：どこ見て言ってんだ？　……ま，まさか，この線のことじゃあないだろうな。

尚子：なんや，先生もちゃんと見えてるやんか。

亮一：それは……　骨端線だ…。

尚子：えっ？　これがいわゆる骨端線（成長線）なん？

亮一：上腕骨近位の骨端線は，このように2重線に見えるんだよ。それに，小児では肩峰と烏口突起に二次骨化中心があって骨折と見間違えることもあるよ。骨折線のようにシャープな線ではないから，見慣れると間違わないけど，初心者はけっこう間違える。健側も撮影してあるんだろう。見てごらん。

小児では骨端線にご注意！

——PACS画面で健側のX線写真を並べて表示すると…

尚子：おぉ，確かに。こっちにも同じところに骨端線があるわ。

亮一：そうだろう。

尚子：ところで先生，今日はえらく優しくないですか？　もしかして，先生も若い時にやらかさはったんですか？

亮一：…………

尚子：ズバリや！（笑）

亮一：卒後すぐの頃は，X線写真を見慣れてないので，なかなか自信をもって骨折があるとかないとか言えないもんだ。なので，両側のX線写真を撮って左右を見比べろと先輩から教えられたよ。特に，小児は骨端線があるのでわかりづらい。だから，小児の四肢外傷では両側撮影がいいんだ。

尚子：先生の苦い経験からの教訓，肝に銘じておきます。打撲だけですから，三角巾固定で局所安静でいいですね。

亮一：それでいいだろう。Salter-Harris typeⅠの骨端線損傷で，損傷の程度が軽い場合には，X線写真だけでは判断できない。ただ，その程度の骨端線損傷があってもすぐに治癒するから，実質的には打撲と同じ治療で問題はない。

尚子：なるほど。

亮一：子供の場合は，本人より親御さんが心配されることが多い。今日のレントゲン検査の結果からは，骨折や手術が必要な外傷はないけれど，小さな骨折は後からわかることもあるので，痛みが数日続いたり，ひどくなるようなら整形外科を必ず受診するように言っておけばよい。

4 肩関節・上腕骨　症例3

重い物を持った後の上腕の違和感

56歳，男性。仕事で重い物を持った時に，右肩から上腕にかけて軽い疼痛を自覚した。その後，右上腕に違和感が続いている。

―― 問診票を見ながら，研修医・万里小路尚子は患者に尋ねた。ナースの津村珠子は尚子の後ろに立っている。

尚子：右肩が痛いんですか？
患者：うーん，痛いと言えば痛いのですが…。何かヘンな感じがするんですよ。
尚子：問診票によると，お仕事で重い物を運んだ後ですよね？
患者：グッと持ち上げた時に，肩から腕にかけて少し痛かったんですけど，その後から，何か腕に違和感があるんです。すごく痛いというわけではないですけど。

―― 尚子は，患者の診察を始めた。肩のROMには左右差はなく，ほぼfull rangeである。棘上筋腱付着部に圧痛はないが，右肩前方部に軽い圧痛がある。

――「ちょびっと筋肉を痛めただけだろうね。骨傷チェックのためにX線写真を撮影してから師匠を呼ぶとするか…」と尚子は心の中でつぶやいた。数分後にX線写真が電カルで見られるようになったが，予想通り骨傷はない。

尚子：この程度なら，師匠を呼ぶまでもないかなぁ。珠ちゃんどう思う？
珠子：そうですね。亮一先生は，何かありそうな患者さんの場合は，いつもタイミングよく現れますよね。
尚子：そうそう。あの危険察知能力は，本当にすごいよね。
珠子：今，来ないってことは，この患者さんは大したことないのかも（笑）
尚子：よし，その言葉を信じよう！　じゃあ，患者さん診察室に入ってもらうね。

―― 電カルの患者呼び出しボタンをクリックし，患者が診察室に入ってくるのとほぼ同時に，指導医・猪熊亮一もスタッフ・エリアから診察室に入ってきた。「おっと！師匠がおでましってことは，私，何か見逃してるんやろか？」と尚子は思ったが，言葉にはしなかった。X線写真をもう一度確認して，自信満々に話しはじめた。

尚子：レントゲン写真では，骨や関節には異常はありませんでした。
患者：そうですか。じゃあ，筋肉をひねっただけですかねぇ。

亮一先生，力こぶで診断する

―― その時，亮一がゆっくりと尚子と患者の間に歩を進めて入ってきた。

亮一：すみませんが，両方の肘をグッと曲げてもらえますか？
患者：こうですか？　できますよ。
亮一：少し触らせてくださいね。

―― と断ってから，亮一は患者の上腕部を触診していった。

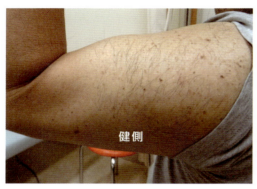
健側

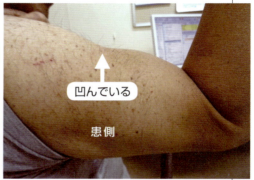
凹んでいる
患側

亮一：力こぶを作る筋肉の腱が切れてますね。

―― 患者，尚子，珠子の三人は，キョトンとした顔をしている。

患者：筋肉の腱が切れてる？
亮一：時々，あるんですよ。正確には「上腕二頭筋長頭腱」っていう腱の断裂なんです。若い人はあまり切れないんですけど，中年から高齢の人では，腱が変性していて弱くなっているんです。
患者：それで，重い物を持った時に切れちゃうんですか？
亮一：そうなんですが，この上腕二頭筋長頭腱っていうのは，上腕骨の丸くなってるところの溝の上を通っているんですよ。
患者：それですり切れるってことですか？
亮一：その通りなんです。上腕二頭筋っていうのは，力こぶの筋肉なんです。その上の方が切れちゃうので，筋肉が縮んでしまうんです。右と左で力こぶの位置が少し違うでしょう？
患者：そう言えば，怪我した方の力こぶが少し肘の方に近づいてる感じがしますね。切れたとこは，手術してつながないといけないのですか？

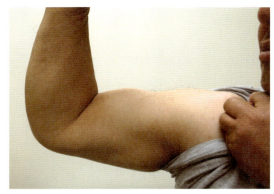
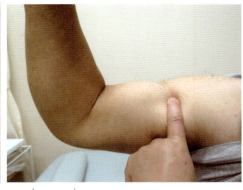
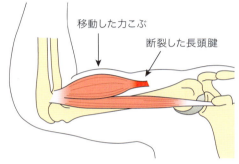

移動した力こぶ
断裂した長頭腱

亮一：うーん，微妙なんですよ。上腕二頭筋長頭腱が断裂すると，肘を曲げる力と掌を天井に向ける力が，最大で20％ぐらい弱くなると言われています。

患者：20％…ですか。逆に，放っておいても，最大で20％ぐらいしか筋力は落ちないってことですよね。

亮一：そうなんです。それに，手術しても完全に回復するわけではなくて，筋力の損失率は10％ぐらいって言われてます。

患者：もし手術しないと，痛みはどうなるんですか？

亮一：今，とっても痛いですか？

患者：さっきも，このカワイイ先生に言ってたのですが，すごく痛いってわけではないです。

——尚子は，ニッコリしながら大きく頷いた。

亮一：ほとんどの場合，痛みはそんなにひどくないですし，だんだん軽くなります。若い人や重労働を行う患者さんには，手術を勧めることが多いのですが…

患者：私の年齢だと，微妙だってことですね（笑）。手術するのも恐いですし，私は手術したくないですね。

亮一：わかりました。では，手術しないで経過をみていきましょう。固定する必要はありませんので，痛みが我慢できる程度には動かしてもらって大丈夫です。痛み止めを出しましょうか？

患者：いや，痛み止めはいりませんわ。

──患者が診察室を出たあと…

尚子：上腕二頭筋長頭腱断裂だったんですね。そんなん初めて知りました。

亮一：たまにあるよ。上腕二頭筋長頭腱はどこにくっついてる？

尚子：存じません！

亮一：自信満々に言うな（笑）。長頭の近位側は肩甲骨の関節上結節に，遠位側は橈骨粗面に付いている。

尚子：近位側は上腕骨頭の結節間溝を通っているので，炎症を起こして上腕二頭筋腱長頭炎になったり，さっきの患者さんみたいに断裂を起こしたりすることがあるんですね。

亮一：上腕二頭筋腱が断裂すると，力こぶの筋がもっこりと出っぱって肘の方に移動するので，普通はすぐにわかる。さっきの患者さんは筋肉が発達していて少々わかりづらかったが，次からは診断できるだろう。

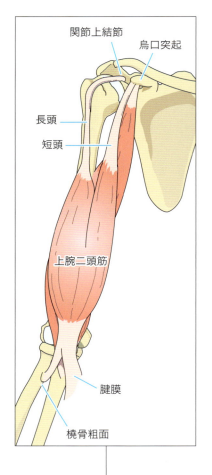

遠位部の断裂はより重症

尚子：次は，大丈夫だと思います。ところで，上腕二頭筋の停止部すなわち橈骨粗面の方で断裂することはないのですか？

亮一：いい質問だな。遠位の腱断裂もある。ほとんどは外傷による損傷だ。

尚子：さっきの先生の話だと，近位の長頭腱断裂はほとんどが保存療法の対象になるよね。

亮一：そうだな。

尚子：遠位の長頭腱断裂はどうなん？

亮一：原則として手術する。遠位の長頭腱断裂を保存療法で治療した場合には，肘の屈曲で40％，前腕の回外は50％以上筋力が低下するといわれている。

尚子：遠位の断裂の方が重症なんだ。

亮一：さらに，遠位側は解剖学的に再建できるので，上手に手術すれば回外力をほぼ完全に回復させることができるといわれている。

尚子：だから，手術が第一選択になるんだね。逆に言うと，近位の長頭腱断裂は，解剖学的に再建できないから，十分な機能回復が難しいんですね。

亮一：切れた断端を肩甲骨の関節上結節にくっつけるのが難しいから，引っ張って短頭腱なんかに縫い付けるぐらいしかできないからね。

尚子：そういうことか。なんでも良く知っとるねぇ，師匠は！

4 肩関節・上腕骨　症例4

突然の痛みで肩が動かせない

38歳，女性。今朝，左肩の激痛で目が覚めた。以後，疼痛のため左肩を動かせない。様子をみていたが，一向に良くならないので来院した。

診察所見

――研修医・万里小路尚子は，いつものように病歴を聴取し，診察を行った。肩の可動域制限，特に挙上と外転の制限が強い。肩の内旋でも強い疼痛がある。上腕骨の棘上筋腱付着部にも圧痛がある。とりあえず，左肩のX線写真を撮影することにした。

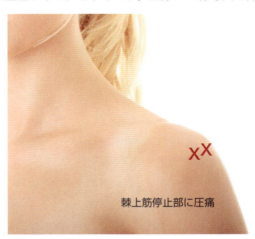

棘上筋停止部に圧痛

尚子：何なんでしょうね。四十肩や五十肩でしょうかね。

亮一：四十肩とか五十肩っていうのは素人が使う用語で，医療関係者は「肩関節周囲炎」って言うことが多いな。ただ，膝内障と同じで，「肩関節周囲炎」にもいろいろな病態が含まれる。だから，こういう名称はやめた方がいいっていう先生も増えてきたね。

尚子：へぇー。昔はどこが悪いかわからなかったけど，検査法が進歩して実際に悪いところがわかってきたので，その病名を使った方がいいんじゃないかってことですね。

亮一：そうなんだ。四十肩とか五十肩は，それくらいの年齢の人に多く発生するんだけど，病態は多彩だ。関節を構成する骨，軟骨，靭帯や腱などが老化して，肩関節周囲の組織に炎症が起こる。それが進行すると，肩峰下滑液包や関節包が癒着する。そうすると，肩の動きがさらに悪くなる。

尚子：最終的には肩関節が拘縮して動かなくなる，ってことですね。

亮一：上腕二頭筋腱炎や，肩腱板炎や断裂などが原因になっていることも多い。

尚子：だから，四十肩とか五十肩って言う代わりに，上腕二頭筋腱炎とか，肩腱板断裂っていう傷病名を使えってことだね。

亮一：そうなんだけど，患者さんには四十肩とか五十肩っていう名称の方がわかりよいから，今でも使っているんだ。

尚子：この患者さんは，肩関節周囲炎の診断でいいんでしょうかね。

亮一：まあ，肩関節周囲炎っていう用語は総花的な病名だから，使い方としては間違いとは言えないけど，発症状況から考えると，この患者さんの場合は「石灰沈着性腱板炎」が一番に疑われる。

尚子：石灰沈着性腱板炎？

亮一：この患者さんの，症状発現の経過をもう一度整理してプロファイリングしてみたらどうなる。

尚子：年齢は 38 歳で女性。特に併存症はない。外傷のエピソードもない。左肩の運動痛と可動域制限が主訴。症状の発症は急性で，症状の程度はかなり強い。

亮一：一般的な肩関節周囲炎は，もう少し年齢が高いな。50 歳以降で 60 歳や 70

図 1　石灰沈着性腱板炎

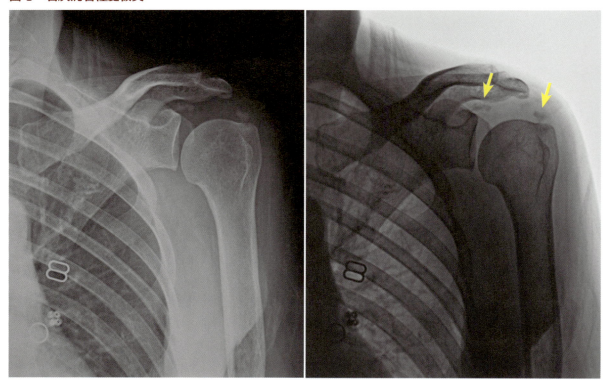

歳でも起こる。それから考えると，この患者さんは比較的若いといえる。
尚子：普通の肩関節周囲炎（いわゆる五十肩）にしては，年齢が若い。
亮一：症状の発症が急性でかつ程度が強いことも，普通の肩関節周囲炎とは異なるだろう。
尚子：比較的若年，急性発症，強い疼痛を特徴とする肩関節疾患で，かつ外傷でない。
亮一：この特徴にピッタリ当てはまるのが，石灰沈着性腱板炎だ。腱板（多くは棘上筋腱）内に沈着したリン酸カルシウム結晶による炎症なんだけど，石灰が腱板内から滑液包に破れ出る時に激痛を生じるといわれている。女性に多いんだ。
尚子：へえー。沈着した石灰は X 線写真でわかるん？
亮一：多くの場合は見えるよ。

石灰沈着を X 線で確認する

—— 二人は，レントゲン室から送られてきた X 線画像（**図 1**）をチェックした。

尚子：これですね。
亮一：そうだな。もっと大きな塊が見えることもあるよ。
尚子：石灰沈着していたら，いつもこんなに痛いもんなんですか？
亮一：そんなことはない。無症状のことも多い。この患者さんの場合は，症状が揃っていて，かつ X 線写真で石灰化があるから，ここが原因だと解釈することになるんだね。

尚子：なるほど。治療はどうするん？
亮一：急性発症した石灰沈着性腱板炎では，腱板に針を刺して沈着した石灰を吸引するか，水溶性副腎皮質ホルモンと局所麻酔剤を混ぜて肩峰下滑液包内に注射する方法（**図 2**）が有効だ。注射する方が簡単だな。患者さんが戻ってこられたら，注射してみろよ。珠ちゃん準備してくれる？
珠子：了解でござる。

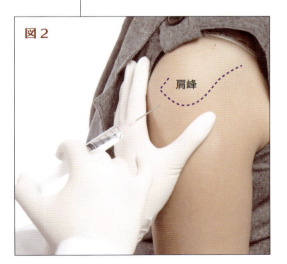
図 2

—— 尚子は，病状と治療方針について患者に説明した。そして，珠子ナースが用意してくれたシリンジを受け取り，患者の左肩周囲を消毒した後に，亮一に教えられたとおりに肩峰下滑液包内に注入した。

亮一：ちょっと，肩を動かしてもらえますか？

──患者は，おそるおそる左肩を動かしはじめた．

患者：あっ，ちょっと楽になりました．まだ少し痛みますけど，さっきより随分ましです．
亮一：だんだん，良くなりますから．痛み止めのお薬を3日分出しておきます．痛みが続く場合には，整形外科を受診してください．
患者：ありがとうございました．

──患者が診察室を出ていったあと…

尚子：わりとすぐに効くんですね．
亮一：上手に注射できれば，かなり早く効果が出るよ．今の患者さんのような急性型ならわりと早く症状はとれる．慢性型になって症状が強い場合は，治療はやっかいだけどね．
尚子：外固定は必要ですか？
亮一：原則不要だな．
尚子：了解でござる．
亮一：尚子と珠ちゃんは，忍者か（笑）？

4 肩関節・上腕骨 | 症例5

高齢女性、転倒後の肩痛

70歳，女性。本日，夕方に転倒して左肩を打撲した。左肩痛が続くために来院した。

―― 研修医・万里小路尚子は，簡単に病歴を聴取した後，診察を行った。左肩周囲の腫脹，安静痛，運動痛がある。どうやら骨折がありそうだとみて，X線写真をオーダーした。しばらくして，指導医・猪熊亮一が診察室へ入ってきた。

亮一：どういう状況？

尚子：70歳の女性で，左肩を打撲。上腕骨近位部骨折（頸部骨折）だと思います。もうX線写真ができる頃だと思います。

―― 尚子は，電カルで画像をチェックした（**図1**）。

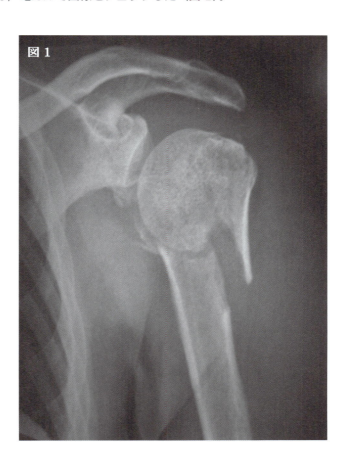

図1

尚子：当たりでした。
亮一：骨頭がかなり内反しているね。ギャップも大きいので，手術がいいかな。
尚子：玉造幹人先生の出番ですね。
亮一：そうだな。初期固定としては三角巾とバストバンド固定でいいだろう。
尚子：了解しました。

―― 患者を診察室へ入れて，珠子ナースが準備してくれた三角巾とバストバンドで固定した。手術が必要になりそうなので，明日，整形外科を受診できるように予約をとり，消炎鎮痛剤を処方した。

三角巾とバストバンド固定
136ページ

上腕骨近位端骨折の分類

尚子：上腕骨近位端骨折には，いろいろな折れ方がありますね。Neer分類（図2）ていうのを研修医の勉強会でやりました。
亮一：上腕骨近位部の骨折を，4つの部分に分ける分類だな。説明できるか？
尚子：まず，①骨頭，②大結節，③小結節，④骨幹の4つに分けます。そして，1つの骨片が転位していれば2-part骨折です。骨折で2つの骨片に分かれるので2-partです。2つの骨片が転位していれば3-part骨折，3つの骨片が転位していれば4-part骨折です。

亮一：じゃあ，2-part骨折にはどんなものがある？
尚子：大結節だけが折れているもの，外科頸で折れているもの，小結節だけが折れているものの3つがあります。
亮一：骨折線があれば，2-part骨折っていっていいのか？
尚子：それが違うんだよね！　骨折線があるだけじゃあダメなんですよ。転位した骨片があるかどうかで分ける分類だからね。
亮一：具体的には？
尚子：よくぞお尋ねくださいました。骨片が1cm以上離開しているか，45°以上回旋転位している場合にのみ，転位ありとします。骨折線があっても，この転位の規定を満たさない場合には，minimally displaced fractureとして骨片が分かれていると定義しない。たとえば，4つのセグメントに分かれるような骨折線があっても，今言った転位の規定を満たしていなければ，それは1-part骨折とするんです。
亮一：ご名答だ。学会や研究会で，3-part骨折と言って出してる症例で，転位がなくて2-partじゃんか，っていうのはけっこうあるよ。
尚子：Neer分類は，評価者によって分類にバラツキがあるって言われてるのは，そ

図2 Neer 分類

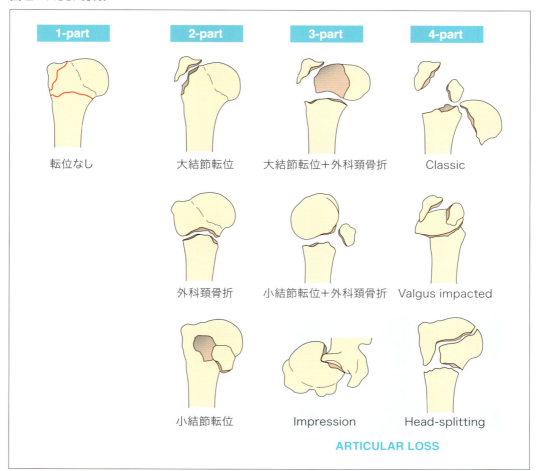

尚子：ういうことも影響してるんですかね。
亮一：まあ，それだけじゃないんだけどね。
尚子：骨頭そのものが骨折して転位しているのを head-splitting 骨折，骨頭が圧壊・欠損しているものは impression 骨折（陥入骨折）といって別枠で分類するんです。
亮一：そこまで知ってたら合格だな。

手術適応は？

尚子：治療はどうするんですか？
亮一：保存療法でかなり対応できる。特に高齢者の場合は，ボールを投げたりしないからね。大結節骨折は，Neer の 2-part すなわち 1 cm 以上転位しているのは手術しても悪くないかな。若い人なら 5 mm でも手術することはある。

尚子：外科頚骨折はどうなん？
亮一：骨幹部の幅を基準にして 50％以上転位してるか，骨頭が 45°以上回旋転位していたら，手術することが多いな。利き手かどうかも手術適応に影響するね。
尚子：年齢，転位の程度，利き手の 3 つがキーになるのか。
亮一：そうだな。

尚子：さっきの患者さんは，骨頭は 45°くらいは内反しているし，側方にも骨幹部の幅の 70 〜 80％程度ズレていました。だから手術になるってことか。
亮一：そういうことだ。さっきも言ったように，高齢者の上腕骨近位端骨折の多くは保存的に治療できる。急性期は，三角巾やバストバンドで肩が動かないように固定する。ただ，肩関節は固定するとすぐに拘縮して動かなくなる。
尚子：骨折の治癒のためにはしっかり固定する方がいいけど，肩の拘縮予防にはできるだけ早く動かしたい，っていうジレンマが生じるわけですね。どれくらいから動かしはじめるんですか？
亮一：受傷から 2 週間以内に ROM 訓練を開始するのが大切だといわれている。俺は，1 週間目に来院してもらって，重力下の振り子運動からはじめてもらうようにしている。
尚子：まだ，痛いんじゃないでしょうか？
亮一：消炎鎮痛剤を処方して運動をはじめてもらうけど，けっこう痛いみたいだね。消炎鎮痛剤は安静痛にはわりとよく効くけど，運動痛にはあまり効果がないように思う。

尚子：転位が残って変形癒合すると，機能成績が悪くなるんですよね。
亮一：長い間，そう考えられてきたんだけど，脛骨プラトー骨折も同じなんだが，しっかり保存療法をやると，そこそこ良い治療成績が得られるという報告もあるんだよ。
尚子：ふーん，難しいね。いずれにしても，上腕骨近位端骨折は，動かしながらの保存療法が大切なんですね。

亮一：上腕骨近位端骨折は骨粗鬆症を背景とした脆弱性骨折の 1 つだ。他にどんな部位の骨折が起こりやすい？
尚子：脆弱性骨折とは，立った位置からの転倒ぐらいの外力で起こってしまう骨折のこと。好発部位は，上肢では上腕骨近位端と橈骨遠位端，下肢では大腿骨近位部，体幹では脊椎椎体，骨盤（恥骨，坐骨，仙骨），それと肋骨ですね。
亮一：大分，いろいろな事がわかってきたみたいだな。
尚子：そりゃあ，指導医が優秀ですからね（笑）
亮一：良く言われる（笑）

4 肩関節・上腕骨　症例6

バイクで転倒、肩痛と運動制限

32歳，女性。原付バイクで走行中に転倒して受傷。左肩の疼痛と運動制限があり，救急車で来院した。

診察所見

―― 別の研修医が予診をとり，左肩のX線検査をオーダーしたが，その研修医が手術室に呼び出されたために，万里小路尚子が後を引き継ぐことになった。診察をし，X線写真（図1）もチェックしたが，左肩の疼痛と運動制限の原因がハッキリしない。尚子は，患者に一度診察室から出てもらい，院内PHSで指導医を呼び出した。

尚子：大沼君から受け継いだ患者さんなんですが，よくわからないんです。
亮一：受傷機転は？

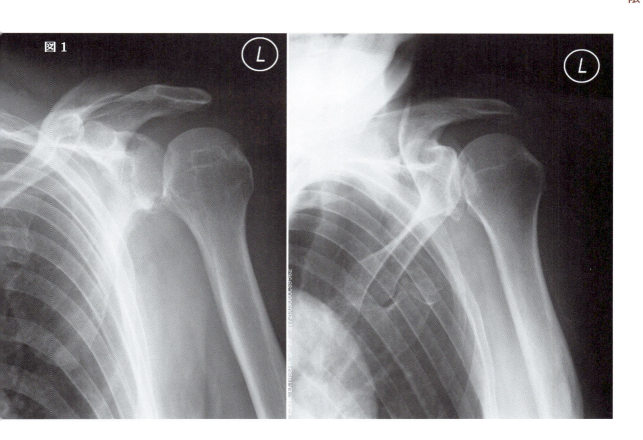

図1

尚子：原付バイクの自損事故で，救急車で来院しはったんですけど。左肩以外には症状はありません。

亮一：局所所見は？

尚子：肩は少し腫れてはるんですが，痛いいうて全然動かしはりません。肩鎖関節には圧痛や変形はないです。肘，手，手指の運動麻痺や感覚障害もありません。すっごく痛がってはります。

亮一：どうして，標準語と京都弁がまじってんだ？

尚子：昨日から高校の同級生が遊びにきてるんで，矯正されました。

亮一：レントゲン写真では，骨折や脱臼の所見はないのか？

尚子：脱臼の症例は経験済みですし，違うと思います。ヒステリーでしょうか？

亮一：外傷のエピソードがあるんだろう。過去に同様の症状が出たとかないの？

尚子：既往歴は左鎖骨骨折だけです。家族歴は特に問題点はありません。常用薬もないです。

脱臼ではないと思ったのに…

亮一：じゃあ，レントゲン写真みせて。

尚子：骨折，脱臼はないですよね。でも，何となくヘンな感じの像なんですよね。

亮一：これ，典型的な画像だよ。脱臼だな。

尚子：まさか，肩鎖関節脱臼？

亮一：診察所見で，肩鎖関節には圧痛も変形もないって言わはったやろ。肩鎖関節脱臼のはずあらへんやんか。

尚子：先生の関西弁，かなりひどいレベルです！

亮一：肩関節脱臼だよ。

尚子：冗談は休み休み……　このレントゲン写真では脱臼なんてしてませんよ！

亮一：肩関節の後方脱臼だ。

尚子：……　後方脱臼？

亮一：肩関節脱臼の95％は前方脱臼なんだけど，まれに後方脱臼や下方脱臼があるんだ。この患者さんは後方脱臼だよ。

尚子：どうして，わかるん？！

亮一：せめて，『わかるのですか？』って言えないかね（笑）

尚子：どうして，わかるんですか？（笑）

亮一：肩関節の後方脱臼では，通常，外旋制限があって，肩峰の後方部が触診できないのが特徴だ。骨頭が大きく後方へ脱臼している場合には，骨頭が触知できる場合もある。ただし，腫脹していたり筋緊張が強い場合には，わかりづらい。だから，身体所見としては外旋制限が一番重要な決め手だな。診たか？

尚子：診とらん！

亮一：そんな自信満々に言うな（笑）。Ｘ線写真が重要だ。

尚子：ご教示願う！

亮一：まずは，light bulb sign だ。内旋位のために大結節が隠れて，上腕骨頭が電球のように真ん丸に見える。このケースでは骨頭が少し陥没しているのでわかりにくいが，丸くなってるのがわかるだろう（**図1・2右**）。

尚子：それだけ？

亮一：関節窩前縁と上腕骨頭内縁との距離が開いている。6 mm 以上開大したら異常だ。これを rim sign という。同じような意味で，関節窩前方が空虚になっているのを vacant glenoid sign という。

亮一：もう1つ，上腕骨頭に陥没骨折が起こると，骨頭の内縁の皮質像の外側に溝ができる。これを trough line っていう。trough は…

尚子：谷とか溝の意味ですね。

亮一：英語は達者だったな（笑）。尚子が言ってた「何となくヘンな感じの像」っていうのは，これらの異常を感じとったんだろうな。

尚子：私って，やっぱり凄いかも！

亮一：同意しかねる（笑）

図2　肩関節後方脱臼

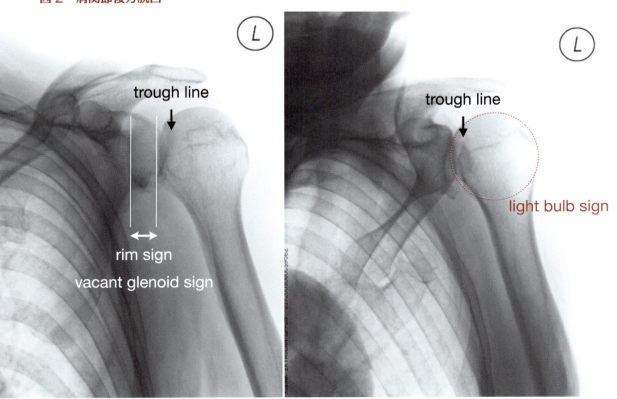

尚子：軸位を撮影すればよかったんですね。
亮一：軸位を撮影すれば，もちろんハッキリするけど，痛がって普通は無理だ。いつも言ってるように，肩の外傷では，正面像と肩甲骨側面像を撮影するのが基本だ。肩甲骨側面像を撮影するのがいいだろう。大沼君いけてないねぇ。

肩甲骨側面像で確認する

—— 尚子は，肩が脱臼していること，詳しく状態をチェックするために追加のレントゲン写真を撮影する必要があることを患者に説明した。患者はもう一度レントゲン室へ向かった。

—— 数分後，PACS 画面に側面像（図3）が現れた。

尚子：あらま，確かに骨頭がしっかり後方にありますね。珍しいんですよね。
亮一：ああ，とっても珍しい。俺も見たのは2例目だ。初診時に見逃されることも多い。

図3　肩甲骨側面撮影（Scapular Y）

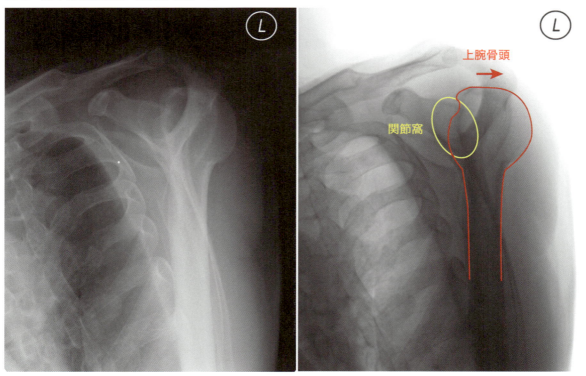

尚子：先生，これも若い時にやらかしたの？
亮一：これは，やらかしてない！
尚子：『これは』ってことは，この前の子供の骨端線（142 ページ）は，やっぱりやらかしてたんだ（笑）

―― 尚子は患者を診察室へ入れ，ベッドに側臥位で寝かせた。左上肢を牽引しながら，骨頭を後方から押し込むと，比較的簡単に脱臼は整復された。整復後の X 線写真をオーダーし，まもなく X 線写真が出来あがってきた（図 4）。

尚子：整復されているようです。
亮一：よし，あとは三角巾とバストバンド固定でいいかな。
尚子：了解です。

図 4　整復後

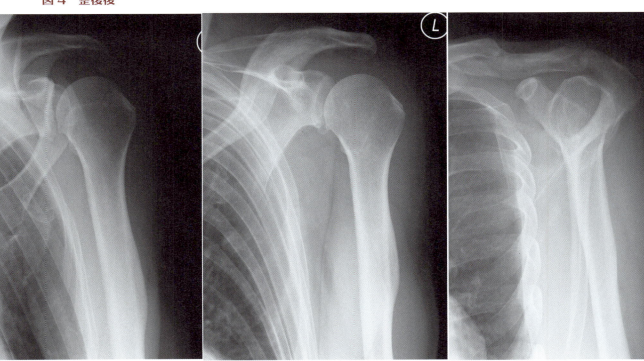

4 肩関節・上腕骨 ｜ 症例7

ロードバイクで転倒、肩を打撲

44歳，男性。ロードバイクで走行中に転倒して受傷。右肩周囲を打撲した。しばらく様子をみていたが，痛みが強くなったために来院した。

診察所見

—— 研修医・万里小路尚子は，病歴を聴取し，診察した後に，肩関節のX線写真をオーダーした。珠子ナースの案内で，患者はレントゲン室へ向かった。後ろで尚子の診察を見ていた指導医・猪熊亮一が声をかけた。

亮一：所見をまとめると，どうなる？
尚子：右肩周囲に皮下出血があって，腫脹もあります。右肩の運動制限はありますが，それ以外に肘や手関節，手指の運動麻痺はないです。上肢の感覚障害もありません。
亮一：他には？
尚子：右鎖骨遠位端に変形があります（図1）。少し上がってますね。この部分に圧痛もあります。
亮一：そうだな。何を考える？

図1　鎖骨遠位端の変形

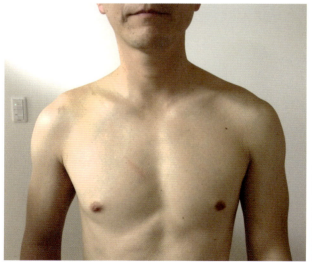
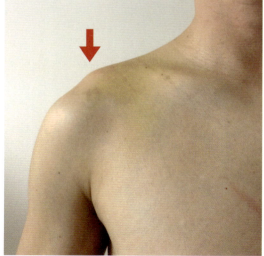

尚子：右肩鎖関節脱臼を一番に考えます。鑑別診断としては，右肩周囲の骨折，特に鎖骨遠位端骨折を除外する必要があります。

亮一：ご名答だな。たぶん肩鎖関節脱臼だと思うよ。

尚子：でも，肩鎖関節脱臼と言えば「ピアノ・キー・サイン」ですが，この患者さんは，上に出っ張ったところを押さえても，鍵盤を押してるような感じは全くありませんでした。3歳からピアノを習っていた私が言うので，間違いございません！

亮一：ピアノ・キー・サインといっても，鍵盤のような感触にはならないよ。突出した鎖骨遠位端を上から押さえると整復されるけど，押さえるのをやめると元の位置にもどる現象をピアノ・キー・サインっていうだけだよ。急性期は，完全脱臼でも，鍵盤を押さえるよりもずっと強い力が必要なんだ。

尚子：なるほど。

——数分後，X線写真が確認できるようになった（図2）。

尚子：鎖骨遠位端が肩峰より上にあがってますから，肩鎖関節脱臼ですね。

亮一：Ⅱ度の損傷かなぁ。

図2　肩鎖関節脱臼

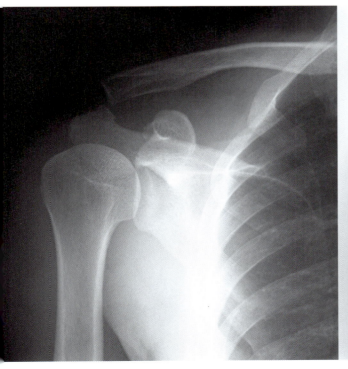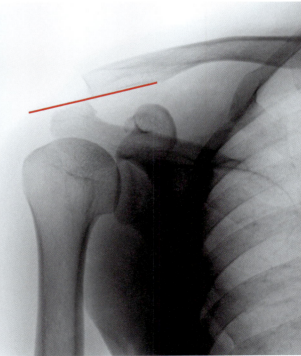

肩鎖関節脱臼の分類

尚子：肩鎖関節脱臼にもグレードがあるんですね。

亮一：ああ。肩鎖関節を安定化させている靱帯は何だ？

尚子：鎖骨遠位端と肩峰をつなぐのが肩鎖靱帯，鎖骨と肩甲骨の烏口突起をつなぐのが烏口鎖骨靱帯ですよね。

亮一：よく勉強するようになったな。肩鎖靱帯の部分断裂がⅠ度損傷で捻挫だ。肩鎖靱帯が完全断裂したのがⅡ度損傷で亜脱臼，烏口鎖骨靱帯が完全断裂したらⅢ度損傷だ。Ⅲ度損傷になると鎖骨遠位端は完全に肩峰から離れてしまう。

尚子：Ⅱ度とⅢ度の間ってのもあるんじゃない？　肩鎖靱帯は断裂しているけど，烏口鎖骨靱帯が部分断裂っていうのはないの？

亮一：それはⅡ度損傷に含まれる。この患者さんのＸ線写真を見ると，鎖骨遠位端の下縁は，ほとんど肩峰の上縁に接しているだろう。

尚子：確かにそうですね。

亮一：これが完全に上に行ったらⅢ度損傷なんだけどね。Ⅱ度は肩峰に対して鎖骨遠位端が1/2以上，上方に転位した場合をいうことが多いんだ。

尚子：じゃあ，この患者さんの場合は，Ⅲ度に近いⅡ度ってことになりますね。

亮一：まあ，そんなところだろう。肩鎖関節脱臼には，後方脱臼や，高度脱臼や，下方脱臼もあるんだが，後方脱臼や下方脱臼はかなりまれだな。

図3　肩鎖関節脱臼の分類

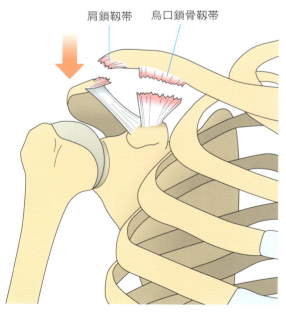
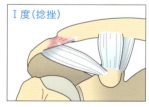
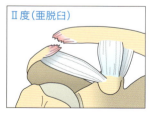
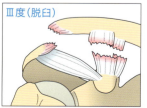

尚子：治療法はどうなんですか？

亮一：鎖骨遠位端が上方に脱臼する，普通の肩鎖関節脱臼なら，保存療法が原則だが，施設によっては手術を行っているところもある。高度脱臼は手術適応になることが多いな。

尚子：ほほぉー，どんなふうに治療するの？

亮一：保存療法のこと？

尚子：そう，そう。

亮一：Ⅰ度なら三角巾で手を吊って，2〜3日は患部を冷やして，腫れが引いてきたら肩の運動練習開始だな。固定は2〜3週間くらいかな。

尚子：Ⅱ度は？

亮一：三角巾やテーピングによる固定を，やはり2〜3週間くらい。2ヵ月くらいは重い物を持ち上げたり，コンタクトスポーツは禁止だな。中高年のⅢ度損傷もⅡ度損傷と同じような治療でいいだろう。若い人やスポーツ選手，重労働する人には手術する場合もあるね。

尚子：この患者さんの場合は，中高年のⅡ度損傷なんで，三角巾でいいってことだね。

亮一：どの損傷型でも，急性期は三角巾固定で十分だよ。

尚子：了解でござる。

── 患者を診察室へ入れて，尚子は病状を説明した。そして，三角巾で患者の右肩を固定した。

亮一：2〜3日は痛むから，整形基本セットだな（笑）

尚子：師匠もだいぶわかってきたみたいね（笑）

臨床教育1分間指導法(Six Micro-Skills for Clinical Teaching)

1. Get a commitment　　　　　　　　（研修医の考えを聞く）
2. Probe for supporting evidence　（研修医から根拠を聴く）
3. Teach general rules　　　　　　　（一般論を示す）
4. Reinforce what was done right　（できたことをほめる）
5. Correct mistakes　　　　　　　　　（間違いを正す）
6. Identify next learning steps　　（さらなる学習を勧める）

実際には、
1. 研修医の考えを聴く　　「先生はどう考えるの？」
2. 研修医から根拠を聴く　「なぜそう考えたのかな？」
3. 一般論を示す　　　　　「ここで大事なことは…」
4. できたことを褒める　　「特に…は良かったね」
5. 間違いをただす　　　　「今度は…しようね」
6. 次の学習を勧める　　　「もっと勉強するとしたら…」

肘関節・前腕骨 5

解剖

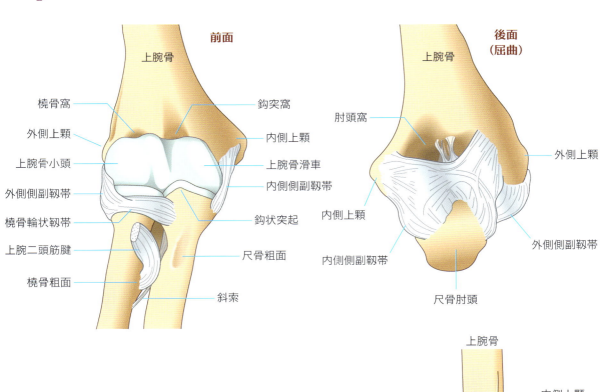

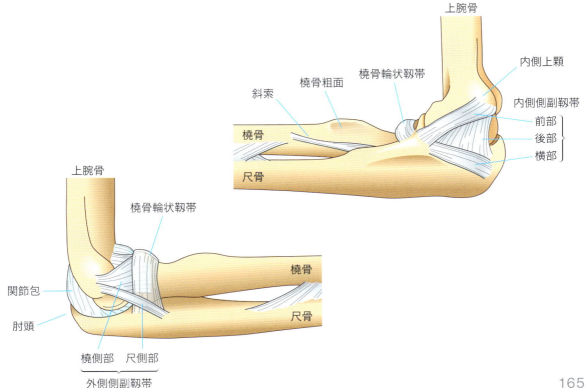

肘関節のX線写真

- 外傷では，正面像と側面像の2方向撮影をオーダーします（図A）。
- Radiocapitellar line（橈骨の長軸；図B）は，上腕骨小頭へ向かうのが正常。これがズレていると，橈骨頭が脱臼していることを意味します。
- Anterior humeral line（上腕骨の前縁を延長した線；図B）は，上腕骨小頭の中1/3を通るのが正常。これがズレていると上腕骨顆上骨折。
- Fat pad sign：正常では，前方のfat padは鉤突窩の中にあり（見える），後方のfat padは肘頭窩の中にあります（見えない）。関節血腫など，関節内に貯留液があると，前後のfat padが持ち上がります（図C）。外傷後にこのサインがある場合，小児では高頻度で骨折があります。成人では橈骨近位部骨折が多いです。

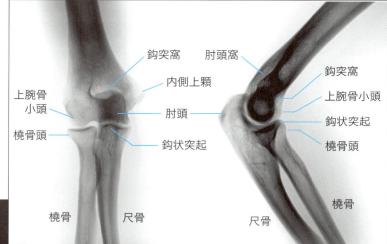

図A　肘関節；正面像と側面像

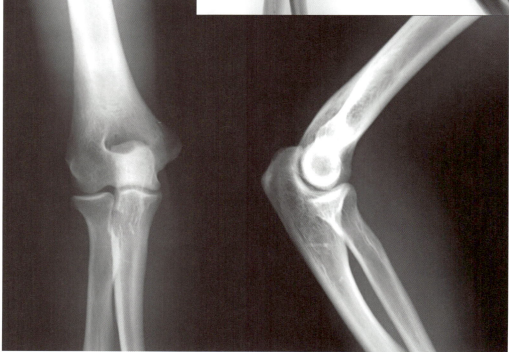

図B　Radiocapitellar line と Anterior humeral line

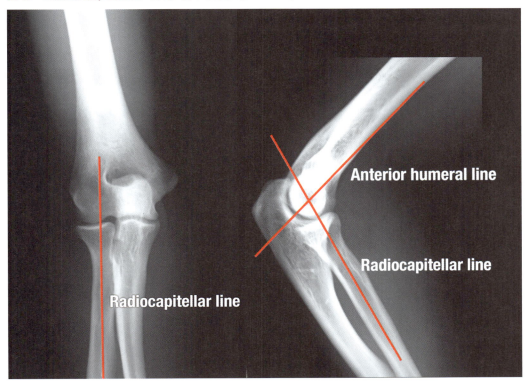

図C　Fat pad sign 陽性　船の帆のように見えるので sail sign ともいう。

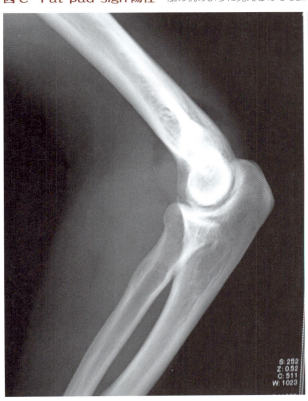
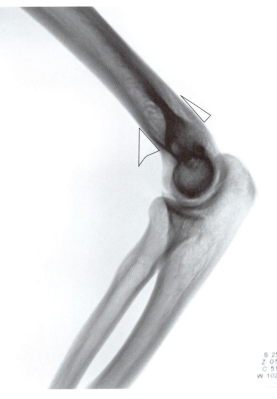

肘関節の可動域

- 肘を伸ばして上腕と前腕が一直線になったところが基準（0°）です。ここから曲げた状態が屈曲（flexion），基準より伸びた状態が伸展（extension）。
- 伸展10°，屈曲140°なら，肘ROM 10-0-140と記します。伸展制限があって伸展−20°，屈曲130°なら，肘ROM 0-20-130と記します。

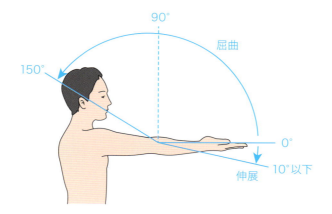

- 肘を直角に曲げた状態で「小さく前へならえ」の状態が基準（0°）です。ここから掌が天井を向く方向に前腕を回した状態が回外（supination），手背が天井を向く方向に前腕を回した状態が回内（pronation）。
- 回内，回外ともに90°が正常値です。回内・回外運動は肘の運動ではなく，前腕の運動です。

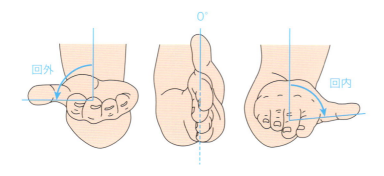

5 肘関節・前腕骨　症例1

転んで手を突き、肘を痛めた男性

35歳，男性。仕事中に転倒して左手を突いた。徐々に左肘関節痛を自覚するようになり，救急受診した。

―― 研修医・万里小路尚子は，患者の左上肢を診察し，両肘のX線検査をオーダーした。津村珠子ナースの案内で，患者はレントゲン室へ向かった。電カルに病歴と診察所見を入力していると，指導医の猪熊亮一がやってきた。

亮一：どういう状況だ？
尚子：仕事中に左手を突いて転倒されました。左肘の軽度腫脹はありますが，皮下出血はないです。肘以外には運動・感覚障害はないです。
亮一：可動域は？
尚子：肘関節は伸展−10°，屈曲100°です。前腕の回内・回外は，ともに70°くらいで軽度制限ありです。肘の屈伸，前腕の回内外で疼痛を訴えます。前腕を外反すると肘の外側に疼痛がありますが，肘の内側が緩い感じはありません。
亮一：レントゲン検査は？
尚子：両肘関節の2方向撮影をオーダーしました。

―― 数分後，電カルでPACS画像（**図1**，**図2**）が表示できるようになった。

亮一：所見は？
尚子：軟部組織は，側面像で右に比べて左肘前方で陰影が少し増強していて，幅の拡大もあります。左肘関節が腫脹していると言えます。骨折はないと思います。診察所見を合わせて考えると，左肘の軽度の靱帯損傷あるいは捻挫だと思います。
亮一：左肘に可動域制限と運動痛があるよね。なぜだと思う？
尚子：そりゃあ，捻挫したので，動かすと痛いに決まってるじゃありませんか。
亮一：この患者さんには，関節血症があるよ。
尚子：関節血症があるから，動かすと関節包が引っ張られて痛くて，可動域制限もあるってことですか？
亮一：そうだ。
尚子：レントゲン写真で軟部陰影の増強があるから，関節血症があると判断しはったんですか？

亮一：また，京都の友達が来てるだろう（笑）。もっと特徴的な所見があるんだよ。側面像でわかる。
尚子：…… 教えておくれやす。
亮一：Fat pad sign って知ってるか？
尚子：That's new for me.
亮一：京都生まれのアメリカ人が来てるのか？
尚子：惜しい！　イギリス人です…。

Fat pad sign の意味

亮一：肘の関節包と滑膜の間にある脂肪体（fat pad）は，前方では鈎突窩、後方では肘頭窩の中におさまっている。正常のX線側面像では、前方の fat pad は平たい透亮像として描出され、後方の fat pad は描出されない。
尚子：要するに，上腕骨顆部の前後のへこみのところに fat pad がある。横から見ると，前方は上腕骨のへこんでるところで黒く見えて，後方は見えないってことですね。

図1　両肘のX線像（正面像）

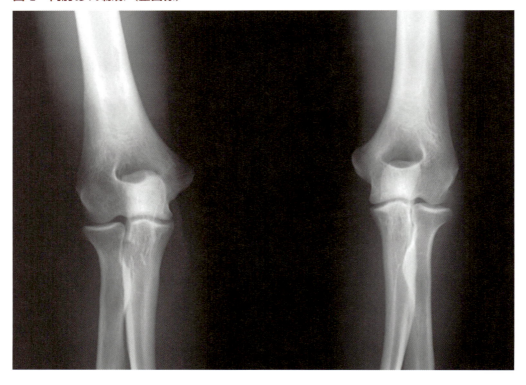

Sail sign
167 ページ
図 C 参照

亮一：そうだ。関節内に出血や関節液の貯留が生じると，これらの fat pad が持ち上げられる。船の帆みたいに見えるので sail sign っていうんだ。

尚子：なるほど。関節の中に血がたまって，関節包が膨れる。そのために fat pad が持ち上がる。Fat pad は黒く写るので，持ち上がったのがわかる。それがあれば，関節の中に何かが貯まっているという証拠になるわけですね。

亮一：そういう目で，この患者さんの側面像（図2）を見てごらん。

尚子：あった，あった，これやわ！　後方の fat pad もここに見えるわ。ほら，先生，見てみぃ。

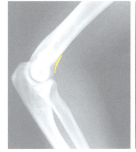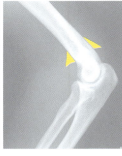

亮一：俺が説明してるんだよ。

尚子：そうでした。

亮一：特に小児で後方の fat pad が同定できる場合には，約75％で骨折があると言われている。

尚子：へえー，大切なサインなんやね。でも，この患者さんは35歳です。

亮一：成人では，骨折はないことも多いが，fat pad sign 陽性で骨折がある場合には，橈骨近位部骨折の頻度が高いんだ。この患者さんの橈骨近位部に骨折はないか，もう一度よく見てごらん。

図2　両肘のX線像（側面像）

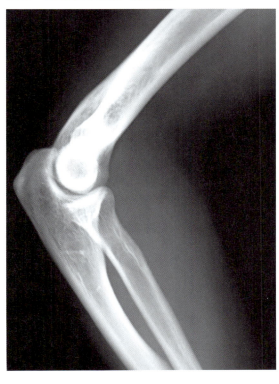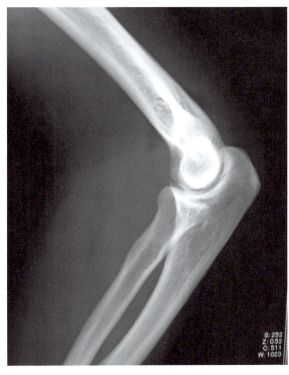

図3　橈骨頭に骨折線ありか？

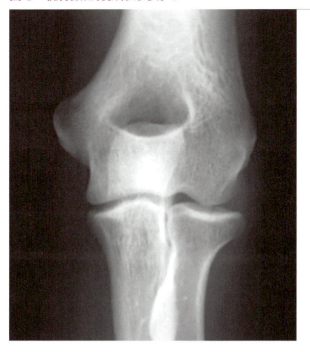
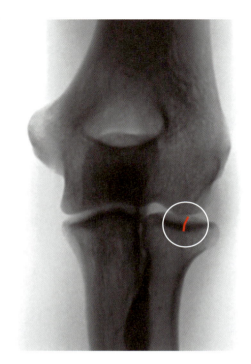

尚子：おっ，ちょびっと怪しいところがあるねえ。この線はひょっとしたら骨折じゃない？（図3）
亮一：おそらく転位のない橈骨頭骨折だと思うよ。
尚子：CT検査を追加オーダーしていいですか？
亮一：そうだな，レントゲン写真だけでは確定診断できないから，検査してみよう。その前に，患者さんをもう一度診察してみてはどうかな？

骨折を疑って診察，CT検査

——レントゲン室から戻ってきた患者を，尚子はもう一度診察した。肘を少し屈曲してもらい，肘の外側部（橈骨頭）に指を置いて圧痛を調べた。さらに，前腕を回内・回外してもらった。橈骨頭に圧痛がある。この部分に骨折がありそうなので，もう少し詳しい検査（CT検査）を行うことを説明し，患者はCT室に向かった。

——数分後，CT画像（図4）が電カルで見られるようになった。

尚子：CTできましたよ。
亮一：どうだった？
尚子：しっかり骨折してます。

亮一：転位はないので，保存療法でいいだろう。今日のところは，上腕から前腕のギプス・シーネ固定と…

尚子：RICE ＆ 整形外傷基本セットです。

亮一：そうだな。

尚子：固定期間はどれくらいですか？

亮一：肘は固定するとすぐに拘縮する。この骨折なら，すぐに動かしても転位することはないだろう。ギプス・シーネは急性期の疼痛に対する局所安静の意味だけだ。1週間も固定すれば十分だ。早めに整形外科を受診してもらうように。

尚子：とても勉強になりました！ さすがは，優しいバドミントン部の先輩で，かつ，優秀な指導医ですね，先生は！ これでイケメンやったら言うことないんやけどね（笑）

亮一：だまれ！ 肘のレントゲン写真の読み方をもう少し教えたろかと思ったんやけど，今度にするわ（笑）

尚子：今の発音とイントネーションは完璧です！（笑）

図4　CT（横断像とMPR像）で転位のない橈骨頭骨折の診断が確定した

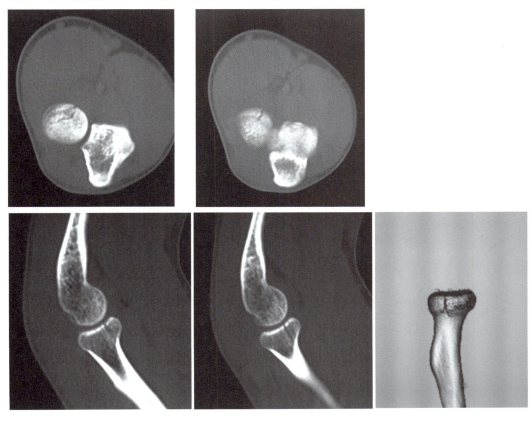

5 肘関節・前腕骨 | 症例2

上腕骨顆上骨折

5歳，女児。うんていで遊んでいて転落，左肘を打撲した。開業医で上腕骨顆上骨折と診断され，救急搬送された。

救急室でまず整復

——救急対応した万里小路尚子は，開業医が家族に渡してくれたX線を見た後，患児の肘と手を診察した。指導医の猪熊亮一も，急いで診察室へ駆けつけた。

尚子：手指の感覚障害はハッキリしませんが，自動運動は可能です。左肘は痛がって動かせず，評価不能です。X線写真（**図1**）で左上腕骨顆上骨折があります。

亮一：身体所見として，もう1つ重要なことをチェックしないと。

尚子：…… そっか！ 循環障害の有無ですね。

図1 大きく転位した上腕骨顆上骨折

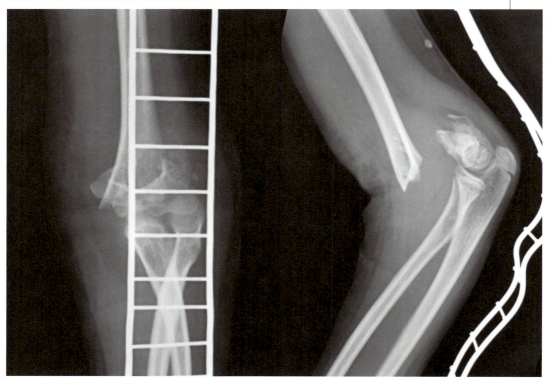

―― 尚子は，患児の橈骨動脈を触れたが拍動は触れにくい。亮一も橈骨動脈が触れないことを確認した。

亮一：X線写真は，典型的な顆上骨折だ。転位が大きくて，橈骨動脈が触れにくいので，先に整復してから整形外科へ紹介しよう。

―― 患児を診察室の横にある透視室へ連れて行き，亮一は患児の肘を少し牽引しながら屈曲位にした。この状態でギプス・シーネを上腕から前腕まで当てて固定した（図2）。シーネが固まるのを待ちながら亮一は，尚子に尋ねた。

図2　シーネ固定

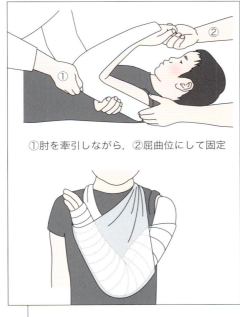

①肘を牽引しながら，②屈曲位にして固定

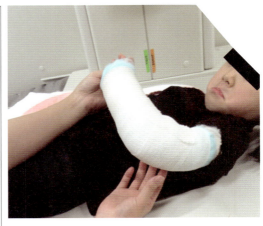

亮一：橈骨動脈に触れてみろ。どうだ？
尚子：触れるようになりました。
亮一：転位が大きいので，手術がいいと思う。整形外科に至急コンサルトだ。
珠子：さっき整形外科へ連絡しておきました。シーネ固定したら，整形へ来てくださいとのことです。これから患者さんとご家族をお連れしますね。
亮一：珠ちゃん，サンキュー！

―― 患者を整形外科へ送り届けた後，珠子ナースとともに尚子が救急室へもどってきた。何だか腑に落ちない，という顔である。

図3　Gartland の分類（上腕骨顆上骨折）

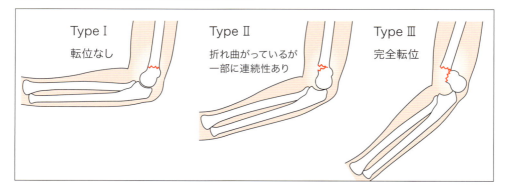

尚子：保存療法ではダメなんですか？

亮一：以前は保存療法が多かったが，最近は完全に転位している Gartland の type Ⅲ（図3）は，手術で治療することの方が多い。入院して牽引で治すことも少なくなった。

尚子：そうなんですね。子供の骨折はあまり手術しないんだと思っていました。

亮一：転位のある顆上骨折は，手術することが多くなった。今の患者さんのように，橈骨動脈が触れなかったり，手が冷たい場合には，救急室でまず整復するのが原則だ。

尚子：了解です。

コンパートメント症候群に注意

亮一：上腕骨顆上骨折の重大な合併症は？

尚子：フォルクマン拘縮？　前腕部のコンパートメント症候群ですか？

亮一：コンパートメント症候群っていうのはどんな状態だ？

尚子：四肢の筋肉，血管，神経組織は，筋膜とか骨間膜で囲まれていて，閉鎖した区画（コンパートメント）になっています。外傷などで出血や浮腫のためにコンパートメント内圧が上昇すると，循環不全を生じて，筋肉が壊死を起こしたり，神経麻痺を生じる病態です。

亮一：そうだな。上腕骨顆上骨折では，前腕掌側のコンパートメント症候群を生じやすい。前腕の筋群，特に屈筋群が非可逆性の壊死に陥って，拘縮を生じた状態がフォルクマン拘縮だ。

尚子：最終的な臨床像がフォルクマン拘縮ってことですね。早期に発見して筋膜切開をしないとダメ，と教科書に書いてありました。前腕と下腿によく起こるんですよね。

亮一：その通り。コンパートメント症候群の初期症状は？

尚子：得意ですよ！　いわゆる 5P ですね。

亮一：解説してみろ。

尚子：Pain（疼痛），Pulseless（拍動消失），Paralysis（運動麻痺），Paresthesia（感覚麻痺），Pallor（蒼白）の5つが初期症状です。

亮一：さすがに発音がいいな。

尚子：まあね。これらの症状が揃ってたら内圧測定して，内圧上昇していたら緊急筋膜切開ですね。

亮一：それは，間違いだ。

尚子：えっ？　どうして？

亮一：拍動消失や蒼白まで待っていたら，普通は手遅れなんだよ。

尚子：そうなんだ！

亮一：下腿では，「損傷に見合わないほどの強い疼痛」と「足関節の他動痛」があれば，すぐに内圧を測定しないとダメだと言われている。前腕でも同じだと考えておいた方がいい。受傷直後だけなくて，術後にも起こるから要注意だぞ。

尚子：ラジャー！

2本の line からわかること

亮一：肘関節周囲の画像診断では，この前説明した fat pad sign のほかに2つの重要なラインがあるが，知ってるか？

尚子：Anterior humeral line と，radiocapitellar line のことですか？

亮一：どうしたんだ？　熱でもあるのか？

尚子：私，昨日，勉強会で発表したんですよー。先生がこの前教えてくれはらへんから自分で勉強しました（笑）

亮一：よし，説明してみろ。

尚子：肘周囲のわかりづらい骨折・脱臼を見逃さないための大切なラインが，anterior humeral line と radiocapitellar line です。

亮一：Anterior humeral line はどんな線だ。

尚子：Anterior humeral line は，肘の側面像で見た時に上腕骨の前縁に沿ったライン。正常では上腕骨小頭の中1/3，だいたい真ん中あたりを通ります。小児でこれがズレていると，顆上骨折を疑います。

亮一：Radiocapitellar line は？

尚子：Radiocapitellar line は，橈骨軸のライン。このラインは，肘の正面像でも側面像でも，上腕骨小頭へまっしぐらです。これがズレていると，橈骨頭が脱臼しているサインです。

167ページ
図B参照

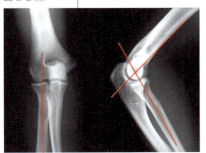

亮一：そういうことだ。① anterior humeral line，② radiocapitellar line，③ fat pad sign，この3つは必ず確認することだね。じゃあ，昨日来た，このケースはどうだ？

小児の肘 X 線の見方

──亮一は，別の患者の X 線写真（図4）を表示した。ちょうど尚子が勉強会で発表している最中に来た患者なので，彼女は知らないはずである。

尚子：顆部は，anterior humeral line より後方にズレています。橈骨近位部は上腕骨小頭に向かっているので，radiocapitellar line は正常です。前後の fat pad は，腫脹が強くてわかりづらいです。かなり出血していますね。伸展型の上腕骨顆上骨折で，関節面も割れてるようにみえます。

亮一：その通りだ。小児の上腕骨顆上骨折の90％以上は伸展型，すなわち遠位骨片が後ろへ転位しているタイプだ。

尚子：先生，小児は骨端線があって，読影が難しいです。特に肘は難しくて…。

図4 別の症例

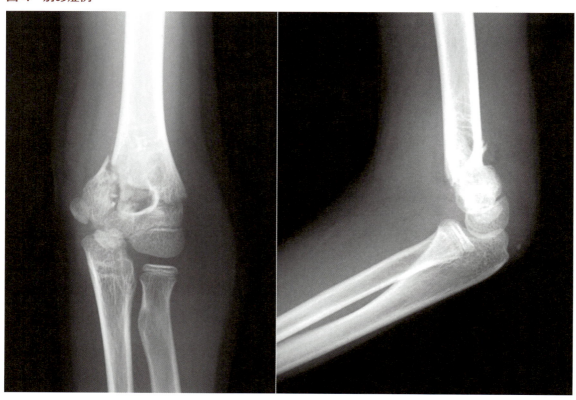

亮一：そうだね。肘は二次骨化中心が多いから特に難しい。骨化の時期が患児の年齢によって異なるからよけいに難しいね。欧米では，肘の骨化中心の出現順をCRITOEと覚えるんだ（図5）。

尚子：初耳でござる！

亮一：Capitellum（上腕骨小頭），Radial head（橈骨頭），Internal（medial）epicondyle（上腕骨内側上顆），Trochlea（上腕骨滑車），Olecranon（肘頭），External（lateral）epicondyle（上腕骨外側上顆）の頭文字をとって，"CRITOE"だ。

尚子：CRITOEの順に骨化がはじまるってことですか？

亮一：そう。

尚子：順番はわかっても，何歳でどこが骨化するかがわからないじゃないんですか？

亮一：おおむね，1，3，5，7，9歳で骨化すると覚えておけばよい。

尚子：何て素敵！

亮一：出現順が前後することはないが，年齢はかなりバラツキがあって，1〜2歳ぐらいはズレる。男女でも異なる。女児の方が最大で2歳ぐらい骨化が早い。なので，だいたいで覚えておけば問題ない。それから，小児のX線写真は…

尚子：できるだけ，両側撮影！

亮一：その通り。

図5　肘の二次骨化中心の出現順

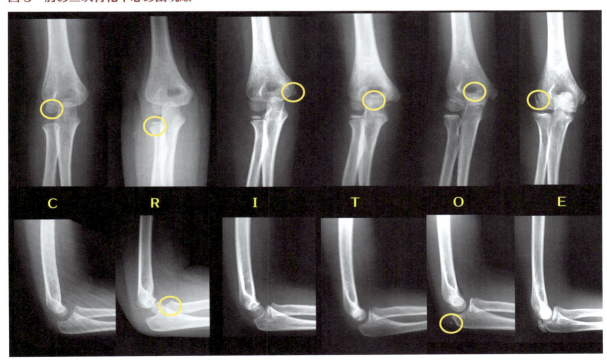

5 肘関節・前腕骨 ｜ 症例3

上肢を動かさない幼児

4歳，女児。6歳の兄と遊んでいたところ，急に泣きだした。右上肢を動かさないために，両親に連れられて来院した。

診察所見

── 両親に連れられて女児が診察室に入ってきた。両親の話では，痛がりはじめてから2時間くらい経過している。

尚子：右上肢に何かが起こっているのは，間違いなさそうなんですが…。怪我の状況もよくわからないんです。
亮一：怪我をするところを誰かが見ていない場合は，小さい子では，怪我の状況を十分に聞き出すのは難しい。
尚子：そうなんですよ。
亮一：さて，この子は，どこを痛がっているんだろうね。

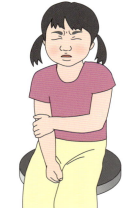

── 女児は，右腕をだらんと伸ばしたまま動かさない。亮一は，鎖骨，肩，肘，手関節の順番に触れて，少し関節を動かしてみた。腫脹や変形はないが，肘を動かそうとすると明らかに痛がる様子である。尚子は，斜め後ろから診察の様子を見ている。

亮一：どうやら，肘のようだな。
尚子：そうですね。

── 亮一は，右肘に問題がありそうなので，レントゲン写真を撮影することを両親に説明した。親子はレントゲン室へ移動した。

病歴聴取は大事だけど，鵜呑みにしない

亮一：鎖骨や肩，前腕と手関節には腫脹や熱感はない。肘を他動的に動かそうとすると泣くので，肘に問題がありそうだ。何を考える？
尚子：肘内障と肘周囲の骨折，骨端線損傷を一番に疑いますが，局所所見では腫脹が

ないので，骨折の可能性は低いと思います。肘内障じゃないでしょうか？

亮一：ご名答。肘内障はもちろん知ってるよな。

尚子：国試に出るくらいですから，医学生でも知ってますよ。母親が子供の手を引いて歩いていて，腕を引っ張ったら，子供が泣き出して腕を動かさなくなった。そういうエピソードがあれば，肘内障です。

亮一：まあ，間違いではない。英語で pulled elbow っていうくらいだからな。ただし，いま尚子が言ったような病歴が典型例なんだけど，そのエピソードで受傷するのは肘内障全体の 50% くらいだと言われている。肘をついたとか，腕をひねったという病歴のこともけっこうあるんだよ。

尚子：へぇー。典型例でない場合は，肘周囲の骨折と鑑別しないといけませんね。

亮一：その通り。以前，転倒して受傷した子供がいた。接骨院で肘内障と診断されて，何度も整復操作を受けたが，入らないので診てほしいと紹介されたことがある。

尚子：骨折だったんですね。

亮一：顆上骨折だった。

尚子：かわいそうに。痛かったでしょうね。

亮一：もう 1 つ重要なことは，肘内障を受傷するのは小さな子供なので，一人では病院へ来ない。大人が一緒についてくる。肘が悪いなんて思っていないことも少なくない。肩を動かさないとか，手首を痛がるって説明されることもある。

尚子：そっかぁー。病歴を聞くことは大切だけど，自分の状態を伝えられない子供の場合には，付き添いの大人の説明を鵜呑みにしてはいけないってことですね。このお子さんの場合も，受傷したところは親も見てないですもんね。

亮一：そう。だから，視診，触診，局所所見が特に大切なんだ。認知症がある高齢者でも同じことだよ。介護の人がついてきて，腰を痛がると言っても，大腿骨頸部骨折のこともあるからね。

尚子：介護の人が腰を痛がるって言っても，骨盤正面も撮影しておくのが原則でしたね。

亮一：その通り。

尚子：この子には，両肘の 2 方向撮影をオーダーされましたが，肘内障でも X 線検査は必要なんですか？

亮一：腕を引っ張ったという典型的な病歴で，局所に腫脹や発赤がないなら，ほとんど肘内障と考えていい。そのようなケースでは，必ずしも X 線写真は必要ではない。ただし，今回のケースは，受傷機転がハッキリしないので X 線写真は must だな。

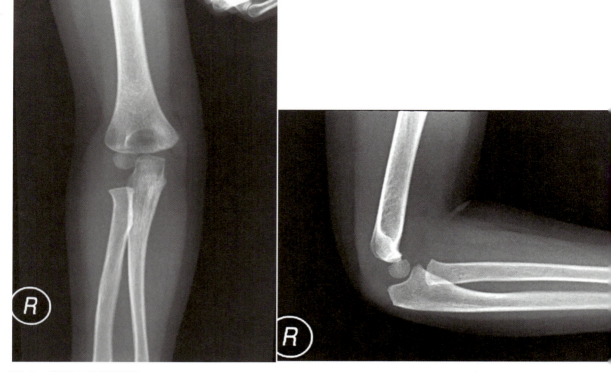

図1　患側のX線写真

—— まもなく，電カルのPACS画面にX線写真（図1）が表示された。

亮一：画像所見は？
尚子：こういう場合こそ，fat pad signと，anterior humeral line，radio-capitellar lineをしっかりとチェックしないとね……。異常はありませんから，肘内障と考えていいと思います。

肘内障の整復法

亮一：肘内障の整復の方法は知ってるか？
尚子：ご教示願います！
亮一：多くは，前腕を回外位（手掌を天井に向けた状態）にして肘を深屈曲させると整復される。橈骨頭を押さえながら屈曲させるとよい。整復時にプチッという感じで整復感がわかることもある。

—— 亮一は，尚子の腕をつかんで，整復方法を丁寧に説明した。

亮一：整復されれば，腕を動かしたり，肩を上げたりできるようになるので，治療が成功したことがわかる。「バイバイしてみて」って言って，できればOKだ。

前腕回外・肘屈曲で整復されない場合には，前腕を回内位（手掌を床に向けた状態）で，肘を曲げる方法を行う。

尚子：では，前腕回外・肘屈曲で整復してみます。

—— 親子に診察室に入ってもらい，病状を説明した後，尚子が患児の肘に整復操作を行った。患児の腕を回外して肘を曲げていくと，プチッという整復感があった。

尚子：先生，バッチリ入りました！（子供に向かって）バイバイしてみて。

—— しかし，患児はなおも痛がっているようで，手を振ってくれない。母親は不安そうにしている。尚子は少々あわてた。

亮一：おそらく，もう治っているのですが，怪我をしてからだいぶ痛かったので，お子さんはまだ不安なんだと思います。5分か10分くらい，お子さんと院内をブラブラしてきてください。10分ほどしたらもう一度お呼びします。

—— それから10分後。もう一度診察室に入ってもらったところ…

亮一：どうですか？
母親：大丈夫なようです。右腕を動かすようになりました。肘が脱臼していたのですか？
亮一：脱臼ではないんです。肘を安定させている「輪状靱帯」っていうのがあるんですが，小さい子供はその靱帯が柔らかいんです。それで，腕を引っ張ると靱帯がズレて肘にひっかかることがあるんです。遊んでいる時にお兄ちゃんが腕を少し引っ張ったのかもしれません。よくあるんですよ。
母親：そうなんですね。ありがとうございました。
亮一：同じ事がまた起こる場合がありますから，その時はすぐに病院へ来てくださいね。

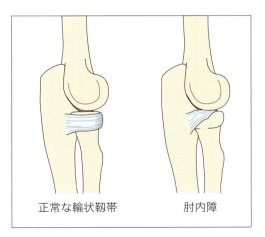

正常な輪状靱帯　　　肘内障

—— 子供に向かって，尚子がバイバイと手を振るが，子供は手を振ってくれない。亮一がニッコリ笑って手を振ると，子供はバイバイと元気よく手を振って，診察から飛び出して行った。

子供が上肢を動かさないとき何を考えるか？

尚子：肘内障に限らず，小さな子供の診断は難しいですね。

亮一：そうだな。ただ，子供が上肢を動かさないというような場合，頻度の高い怪我の部位は限られる。

尚子：子供に特徴的な怪我ってことですか？

亮一：特徴的な外傷というのもあるけど，子供によく起こる外傷を頭に入れておくことが大切だ。頻度が高いのは，鎖骨骨折，上腕骨近位端骨折と顆上骨折，肘内障，橈骨骨折だ。それに骨端線損傷。肩の脱臼はまず起こらない。

尚子：それなら覚えられるわ。

亮一：もちろん，その他の骨折もあるけど，外傷歴がハッキリしていることが多い。

尚子：大きな外傷がなくて，腕を動かさないって時は，鎖骨骨折，上腕骨顆上骨折，肘内障，橈骨骨折をまず考えよってことですね。

亮一：視診，触診，局所所見でどの部位が悪いのかを評価して…

図2　小児の鎖骨骨折

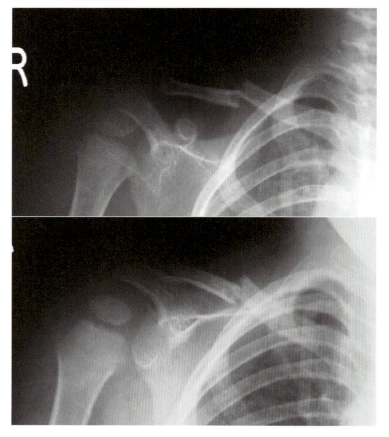

尚子：あとは，X線写真ですね！

亮一：そうだ。まずは肩周囲から肘，前腕，手関節の順番に診ていくのがいい。

尚子：こんなのは，ルーチンですね。

亮一：あくまで，受傷機転がハッキリしなくて，どこを損傷しているか分からないときの話だ。受傷部位がハッキリしている場合には，痛くないところから調べていくのが鉄則だ。明らかに肘を痛がっている場合は，肩と手関節を先に診てから，最後に肘を診察する。

尚子：痛がってるところを先に触れると，他のところの診察をさせてくれないからですね。

亮一：そういうこと。

亮一：子供の鎖骨骨折（図2）はけっこう頻度が高い。鎖骨骨折は転位があれば，変形しているので視診と触診でだいたいはわかる。

尚子：転位がない鎖骨骨折は？

亮一：転位がない場合でも，圧痛があるのでわかる。尚子は力が強いから，強く押さえるなよ。

尚子：この前のアキレス腱の診察，まだ先生は根にもってはるんですね（笑）。アキレス腱断裂，私のギプスのおかげですっかりよくなりましたね。

亮一：まあな。やっと走れるようになった。

尚子：小児の肩の脱臼や，上腕骨近位部の骨折はどうなん？

亮一：肩の脱臼は小児ではまれだ。12歳以下ではまずないと思っていい。肩を痛がってる場合，鎖骨も含めてX線写真を撮影すればよい。鎖骨骨折を疑う場合も同じだ。フィルムに肩と鎖骨が写るので骨折はわかる（図3）。

図3　小児の右上腕骨近位端骨折（鎖骨や肋骨も一緒に写っているのでチェックする）

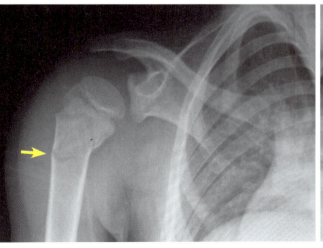
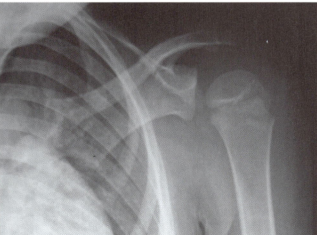

尚子：了解です。

亮一：X線写真でわかりやすい骨折があると，どうしてもそれに目が行ってしまって，合併する他の骨折を見逃すことがよくある。鎖骨骨折に合併する肋骨骨折や肩甲骨骨折は要注意だ。

尚子：肘では，肘内障と上腕骨顆上骨折ですね。

亮一：頻度として多いのはその2つだ。上腕骨顆上骨折，外顆骨折，肘の骨端線損傷などは，X線写真でないと確定診断できないが，たいていは肘を痛がるからわかる。骨折以外では肘内障がよくある。

尚子：肘に問題がなければ，前腕から手関節を診るんですね。

亮一：子供の場合は，若木骨折がけっこうある。若木骨折は知ってるよな。

尚子：大人の骨はボキッと折れて，2つとか3つにバラバラになるんですが，子供の骨は軟らかいので，若い枝を折ったときのように，一部に亀裂が入って曲がるけど，完全には折れないことがある。そのような骨折を，若木骨折っていうんです。

亮一：折れたところが少し膨隆して見えるtorus fracture（図4）っていうのも若木骨折の仲間だ。Buckle fractureもほとんど同じ意味だ。

尚子：ちょっと待ってください。Buckleって，材料力学でいうところの座屈（buckling）の意味ですか？

亮一：……たぶん。難しい言葉を知ってるんだな。若木骨折とは別に，骨折せずに変形だけを生じることがある。Acute plastic deformation（急性塑性変形）

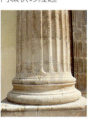

トーラス torus
円柱を取り巻く円環状の隆起

図4 Torus fracture

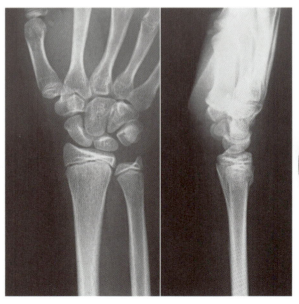
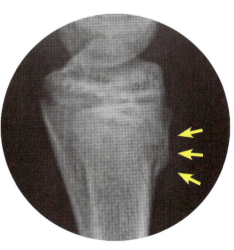

というんだ。大人でも起こるから注意だな（図5）。

尚子：ほほー，塑性変形もするんですか。面白いなあ。骨は，外力が小さい場合は，弾性体として変形するけど元に戻る。弾性限界を越えるような大きな外力が加わるとボキッと破断されたり，グニャッと座屈を生じる。それとは別に，弾性限界は越えるけど，極限強度までの大きさの外力ではない状態では，変形を残すけど折れない。要するに，「骨折せずに曲がったまま，元にもどらない状態になっちゃう」。これを plastic deformation って呼ぶわけだ。

亮一：俺は，たまに尚子について行けないときがあるよ。たぶん，今の説明でいいと思うが……。要するに，骨折せずに曲がったまま，元にもどらない状態が plastic deformation だ。

尚子：今，私，そういいましたよね！（笑）

亮一：橈骨骨折の若木骨折は，比較的よく遭遇する小児の骨折だが，高齢者の橈骨遠位端骨折より少し近位の骨幹部の骨折であることが多い。

尚子：意外と不安定なんですね。

亮一：いいかげんなギプスだと，経過中に転位が進むことがあるので要注意だ。

尚子：若木骨折だといっても，しっかり固定することが大事なんですね。

図5 Acute plastic deformation（腓骨）

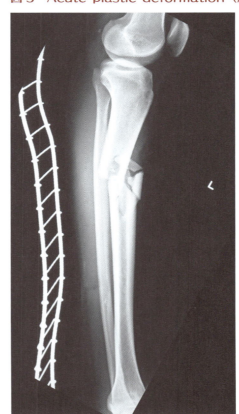

5 肘関節・前腕骨 ｜ 症例4

肘関節の脱臼

18歳，男性。柔道の練習中に肘を伸ばした状態で畳に手を突いた時に，相手に体重をかけられて受傷。左肘の激痛を主訴に，顧問の先生に連れられて来院した。

―― 研修医・万里小路尚子は，患者の左肘を診察した。かなり疼痛が強くて，動かせない。肘の後方部が凹んで変形している。「どうやらこれは肘の脱臼だね」と心の中でつぶやいた。

顧問：脱臼ですかね。
尚子：たぶんそうです。
患者：やっぱり外れてるんですね。めっちゃ痛いです。
尚子：骨折を合併しているといけないので，レントゲン写真をまず撮影しますね。手首や指は動かせる？
患者：大丈夫です。
尚子：これわかる？

―― 尚子は，手指の運動麻痺と感覚障害がないことを確認した。顧問の先生に連れられて，患者はレントゲン室へ向かった。

珠子：尚子先生，肘の脱臼は初めてですか？
尚子：そうなのよ。ちょっくら虎の巻を取ってこよう。
珠子：先生のために，『整形虎の巻』持ってきておきましたよ！
尚子：おおきにさん。いつもありがとうね。

整復法はどれがいいか？

―― 尚子は『整形虎の巻』の肘関節脱臼の整復法のところを一所懸命に読んだ。いくつかの整復法が書かれており，どれがいいんだろうか…と独り言をつぶやいた時，指導医・猪熊亮一が登場した。

亮一：どの方法も大きな違いはないね。
尚子：あっ，亮一先生。肘の脱臼のようなんですが，仰臥位でやるのと，腹臥位でや

　　　　るのと，座ってやるのとが『虎の巻』に書いてあります。
亮一：基本はどれも同じだよ。肘に牽引力をかけて，次に肘頭を前へ押し込むってこ
　　　とだ。肘を曲げながら肘頭を前へ押し込むか，逆に上腕骨顆部を後ろへ押し出
　　　すかの違いだけだよ。
尚子：なるほど。確かに，肘にかかる力は似たようなものですもんね。
亮一：介助してくれる人がいなくて一人で整復する時は，腹臥位でやった方が簡単
　　　だ。患者さんに，ストレッチャーに腹臥位で寝てもらう。ストレッチャーが対
　　　抗牽引の代わりになってくれるからね。
尚子：仰臥位で整復する時は，介助者に上腕を持ってもらって対抗牽引をかけてもら
　　　うわけですね。
亮一：そうだ。普通は麻酔をかけなくても戻せるよ。俺が介助するから，やってみる
　　　か？
尚子：はい。
珠子：レントゲン終わりました。PACS 画面で見られますよ。

―― 尚子が電カルを操作した。肘の後方脱臼である（図1）。

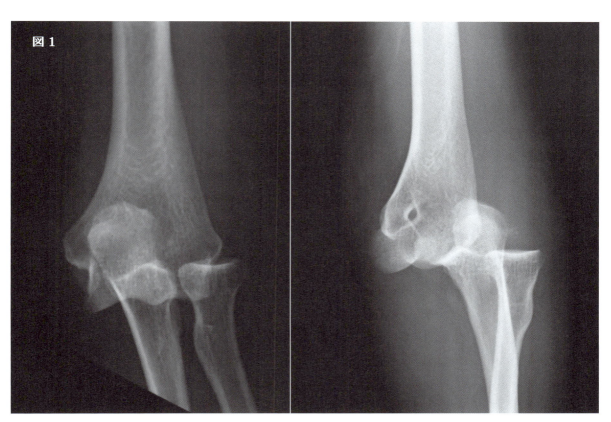

図1

仰臥位での整復法（De Palma 法）

―― 尚子は，予想どおり脱臼していること，これから脱臼を整復することを説明し，患者を診察ベッドの上へ寝かせた。亮一は上腕部をしっかりと握った。尚子は左手で患者の手首を握り，右手で肘を持った（母指を肘の前面に，他の指を肘頭の後面に当てて）。

―― 尚子は，患者の肘を30°くらい屈曲させながら前腕回外位で，患者の上肢をゆっくりと牽引しながら肘を曲げ，右手指で肘頭を前方へ押し出した。すると，整復音とともに手指で整復感を感じた。そのまま，肘を直角ぐらいに曲げた。あまりに簡単だったので，拍子抜けした感じである。

尚子：入りました！
亮一：そのようだな。
尚子：整復後のレントゲンを撮影します。

―― 数分後，X線写真を確認すると…

亮一：問題なしだな。
尚子：後は，ギプス固定？ シーネ固定？
亮一：上腕から前腕へのシーネ固定でいい。手関節はフリーにしておく。

De Palma 法　前腕を長軸方向へ牽引し，もう一方の手で肘頭を前方へ圧迫する。

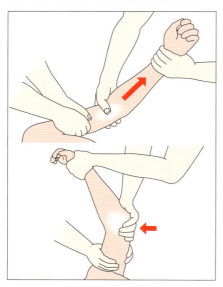

Lavine 法　肘を曲げて前腕を下垂し，末梢に牽引しながら肘頭を圧迫する。

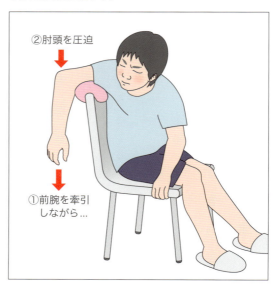

尚子：ラジャー！　固定期間はどのくらいですか？

亮一：いろんな意見はあるけど，1週目に一度チェックして，腫れや痛みがひどくなければ，三角巾に代えてもいいだろう。

尚子：固定期間，けっこう短いんですね。

亮一：あまり長く固定すると，肘はすぐに拘縮しちゃうんだよ。だから，ギプス・シーネ固定は1〜2週間がいいと思っている。

尚子：了解です。

亮一：患者さんが戻ってこられたら，運動麻痺と感覚障害がないことをもう一度チェックしてくれ。

—— 患者には，運動麻痺も感覚障害もなかった。尚子は，上腕から前腕にかけてギプス・シーネ固定した後，消炎鎮痛剤を処方し，1週間後の再診を指示した。

尚子：今の患者さんの肘関節脱臼は，後方脱臼でいいんですよね。

亮一：そうだ。

尚子：前とか後ろとかどうやって，決めるん？　肩は上腕骨頭が前方に行ってたら前方脱臼ですよね。

亮一：近位関節面に対して遠位関節面が前方に転位した場合が前方脱臼，後方に転位した場合が後方脱臼だ。

尚子：近位の上腕骨に対し，遠位の橈尺骨関節面が後方に転位しているから，「後方脱臼」っていうんやね。あー，スッキリした！

5 肘関節・前腕骨　症例4 ◆ 肘関節の脱臼

Parvin 法　上腕をストレッチャーから外に出し下方へ牽引する。数分この状態を続け，肘頭が下りてきたところで，上腕遠位部を持ち上げる（結果的に肘が少し曲がる）。

Meyn and Quigley 法　肘を曲げて前腕をストレッチャーから外に出し，下方へ前腕を牽引する。もう一方の手で肘頭を押し込んで整復する。

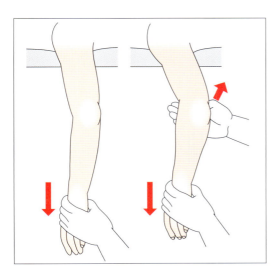

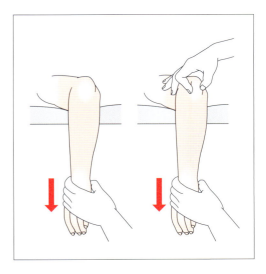

5 肘関節・前腕骨　症例5

転倒して肘を打撲

38歳，男性。趣味のテニスでゲーム中に転倒し，右肘を直接地面にぶつけて受傷。痛みのため肘を動かせなくなり，そのままタクシーで来院した。

診察所見

――研修医・万里小路尚子は，受傷状況を聞いた後，患者の右肘を診察した。肘の腫脹が強く，皮下出血もある（図1）。肘は十分に動かせず，肘頭部に圧痛がある。尚子は，「おそらく骨折だね」と思いながら，患者にレントゲン撮影を行うことを説明した。珠子ナースの案内で，患者はレントゲン室へ向かった。

亮一：何を一番に疑う？
尚子：うーん。だいぶ腫れも強いし，皮下出血もあるし，脱臼ではなさそうだし…。肘頭骨折あたりでしょうか？
亮一：たぶん，ご名答だよ。
尚子：やるねぇ，私も。

図1　受傷部の外観

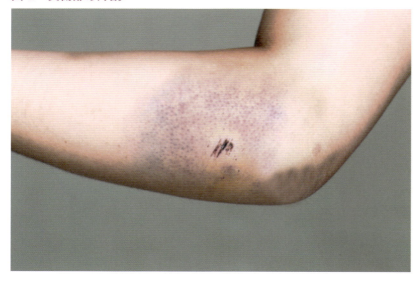

骨折で fat pad sign 陰性になるワケ

——レントゲン室から送られてきた画像（図2）を眺める尚子。

尚子：肘頭骨折ですね。しかも，けっこう転位がありますね。
亮一：そのようだな。
尚子：あれっ？
亮一：どうしたんだ？
尚子：この側面像，おかしくないですか？
亮一：何がおかしい？
尚子：だって，骨折しているのに fat pad sign 陰性ですよ！　ほらっ，前方の fat pad が正常の位置にあるじゃないですか。これって，おかしくないですか？
亮一：Fat pad sign は，微妙な骨折を診断するのに有用なサイン。こんなにハッキリ折れているのに，fat pad sign 陰性だってのが，お気に召さないの？

Fat pad sign
166 ページ

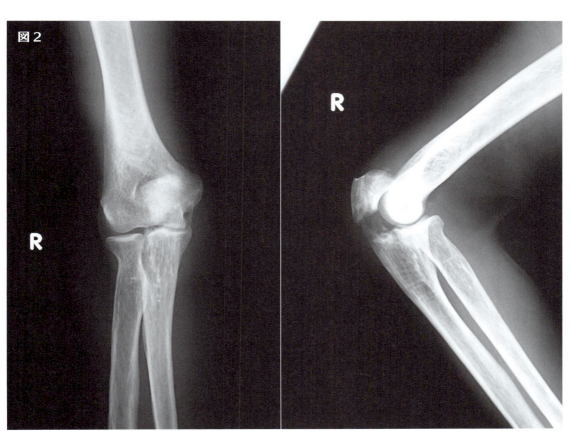

図2

尚子：そうそう。おかしいでしょう？
亮一：よーく，考えてみろ。この骨折で sail sign が出たらおかしいだろうが。
尚子：……

亮一：じゃあ尋ねるが，肘関節で前方の fat pad が持ち上がったように見える fat pad sign は，どういう状況でそうなるんだった？
尚子：そりゃあ，関節内に関節液や血液がたまって，それで fat pad が持ち上がるんでした。
亮一：骨折の場合は，関節血症になって fat pad が持ち上がって sail sign になるんだよな。
尚子：そうですよ。だから，わかりづらい骨折の診断に有用なわけです。
亮一：関節血症になるってことは，どういうことだ。
尚子：関節に血がたまるってことだ。あっ，そうか，わかったよ！

亮一：説明してみろ。
尚子：この患者さんは肘頭骨折で，しかも大きく転位している。すなわち，<u>後方の関節包が破れている</u>んです。それで関節の中に血がたまらずに肘関節の外に出たわけだ！　だから関節の中に fat pad を持ち上げるような血腫はできていないんだね。関節内から皮下に流れ出しているんだよ。
亮一：ご名答だ。それで fat pad sign が陰性になっている。このケースでの fat pad sign 陰性は，関節包が破れていることを示す所見なんだよ。
尚子：なるほど，奥が深いですなぁ。
亮一：そんなに深くないと思うけどな（笑）

尚子：オペになりますね。
亮一：そうだな。膝蓋骨骨折と同じで，tension band wiring でだいたい治せる。粉砕しているようなケースだと，最近はロッキング・プレートで固定する場合もあるけどね。
尚子：では，ギプス・シーネ固定して，整形外科にコンサルトします。
亮一：それでいいだろう。

☞ tension band wiring
59 ページ

5 肘関節・前腕骨　症例6

腕を動かさない認知症患者

88歳，女性。認知症があり施設に入所している。夜間に転倒して左腕を突いたようであるが，誰も受傷状況を正確に把握していない。朝から左腕を動かさないと，介護職員とともに来院した。

―― 研修医・万里小路尚子は，患者の左上肢を肩，肘，手の順番に診察していった。疼痛の訴えがハッキリしないが，どうやら肘が屈曲できないようなので，まず肘のX線写真を撮影することにした。

―― 数分後，電カルでX線写真（図1）をチェックしていた尚子のところに，指導医・猪熊亮一がやってきた。

尚子：橈骨頭が脱臼しています。Radiocapitellar line が上腕骨小頭より前にズレています。前方脱臼ですね。

亮一：このX線写真は，前腕回内位で撮影されているね。たぶん疼痛で回外位にできなかったんだろう。何を考えて，どうする必要がある？

尚子：何を考えるって，橈骨頭脱臼ですよね。

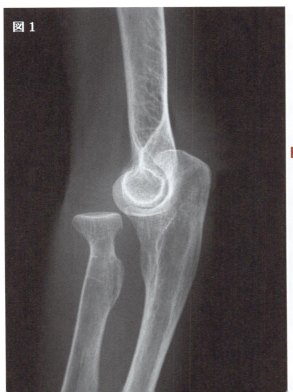
図1
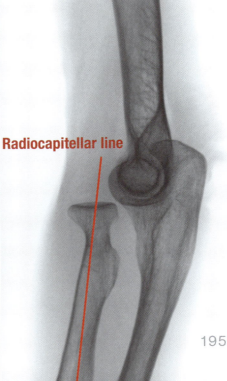
Radiocapitellar line

亮一：橈骨頭の単独脱臼って，めずらしいだろう。

尚子：そっかあ。橈骨頭脱臼って言えば，Monteggia（モンテジア）骨折ですよね。

亮一：だから…？

尚子：前腕のX線写真を撮影しないといけない，ってことですね。追加オーダーします。

橈骨神経麻痺に注意

── 前腕のX線写真（図2）が出来てきた。

図2

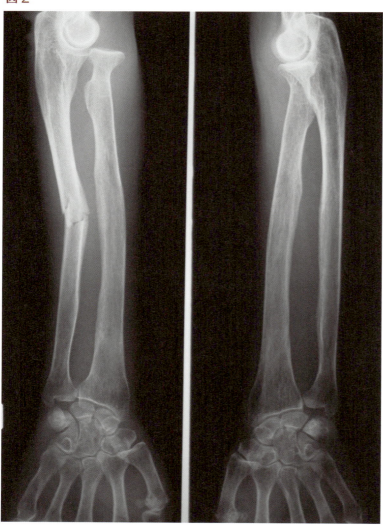

尚子：尺骨骨折があります。モンテジア骨折ですね。
亮一：そうだな。
尚子：モンテジア骨折って小児の骨折だと思っていましたけど…
亮一：確かに小児に多いけど，大人や高齢者にも発生するよ。
尚子：そうなんやね。

後骨間神経
239 ページ

亮一：橈骨頭の前方には，橈骨神経から分岐した後骨間神経が走行している。
尚子：なんじゃ，その神経。
亮一：また診ることもあるだろう。手指が伸展できるかどうかチェックしておくことが大切だ。
尚子：感覚障害は？
亮一：後骨間神経は運動神経なので，感覚障害は生じないことになっている。
尚子：了解です。モンテジア骨折は，手術が必要なんですか？
亮一：徒手整復してギプス固定っていう選択肢もあるけど，まあ，普通は尺骨をプレートで固定して，橈骨頭も整復するだろうな。
尚子：ギプス・シーネ固定して，整形へコンサルトですね。
亮一：尺骨骨幹部骨折なので，肘と手関節を含めてギプス・シーネ固定にする。
尚子：ラジャー！

—— 患者さんは，幸い手指を伸展することができ，後骨間神経麻痺の症状はなかった。尚子は，上腕から手の MP 関節までをギプス・シーネ固定した。

手関節・手

手の解剖

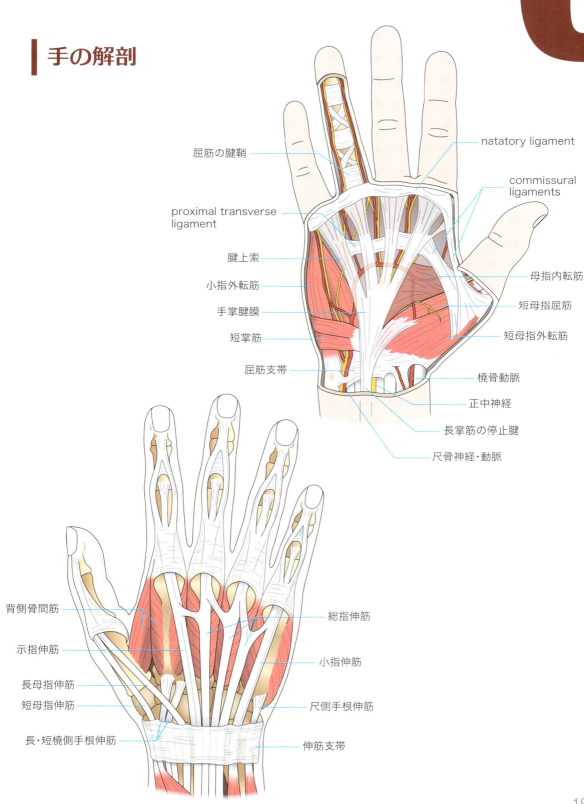

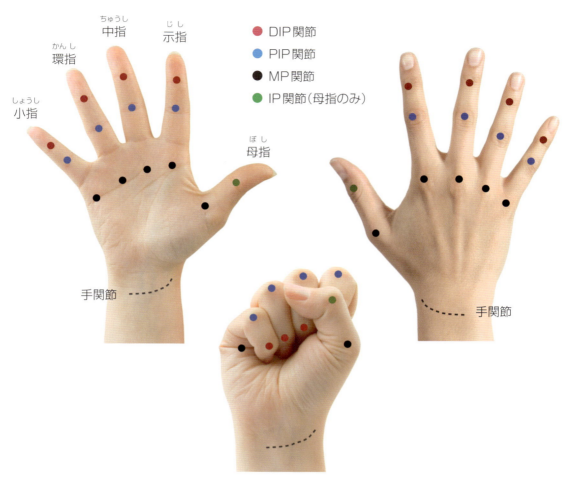

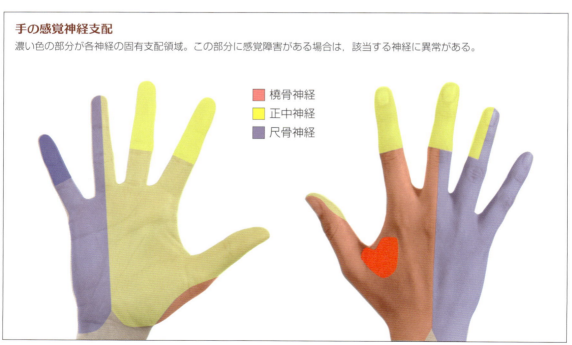

手の感覚神経支配
濃い色の部分が各神経の固有支配領域。この部分に感覚障害がある場合は，該当する神経に異常がある。

X線単純写真と骨の名称

- 手部に外傷があるのか，手関節部に外傷があるのかを区別して，X線写真をオーダーします。手指の外傷では，受傷した指にフォーカスしたX線写真をオーダーする必要があります。
- 手関節正面像は，肩関節を90°外転し，肘関節を90°屈曲して，カセットを手掌の下において背掌方向に撮影します（図A）。
- 側面像は，体幹に上腕をつけて肘関節を90°屈曲して，橈尺方向に撮影します（図B）。

図A　手関節；正面像

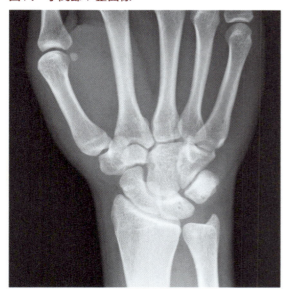
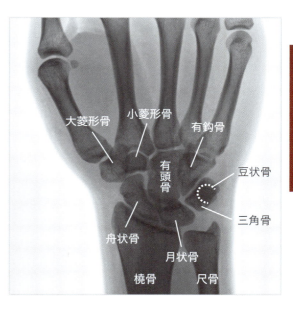

図B　手関節；側面像

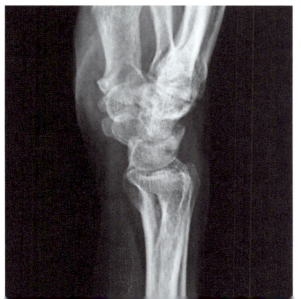
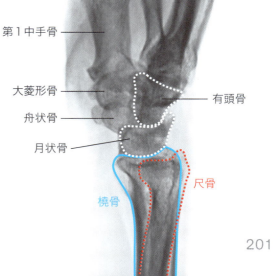

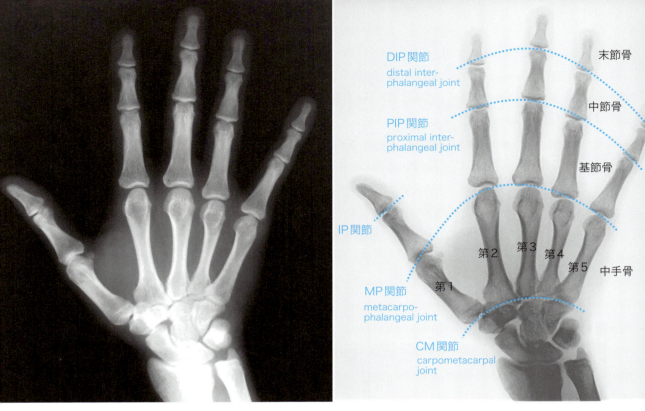

図C 手；正面像

- 手正面像は，両手をカセット上に置き，X線を両手の中間に入射させて撮影します（図C）。
- 舟状骨骨折が疑われる場合は，舟状骨5方向撮影をオーダーします。

舟状骨5方向撮影
230ページ

手関節・手指関節の可動域

- 手関節の屈曲（掌屈）は90°，伸展（背屈）は70°が正常範囲。橈屈は25°，尺屈は55°です。
- 指（finger）の運動：示指から小指がfingerです。手指を握る方向が屈曲，伸ばす方向が伸展です。MP関節は屈曲90°・伸展45°，PIP関節は屈曲100°・伸展0°，DIP関節は屈曲80°・伸展0°です。
- 指には「握る・伸ばす」のほかに，指間を開いたり閉じたりする動きもあります。開く方向が外転で，閉じる方向が内転です。
- 母指（thumb）の運動：握る方向が屈曲，伸ばす方向が伸展です。母指には指節間関節（interphalangeal joint）が1つしかありません。母指のMP関節は屈曲60°・伸展10°，IP関節は屈曲80°・伸展10°です。
- 他の4本の指と比べて，母指は特別な動きをします。橈側外転・尺側内転，掌側外転・掌側内転，対立・復位という動きです。

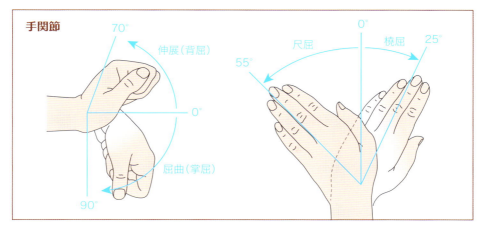

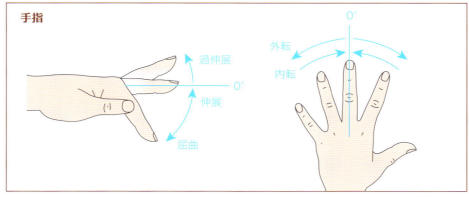

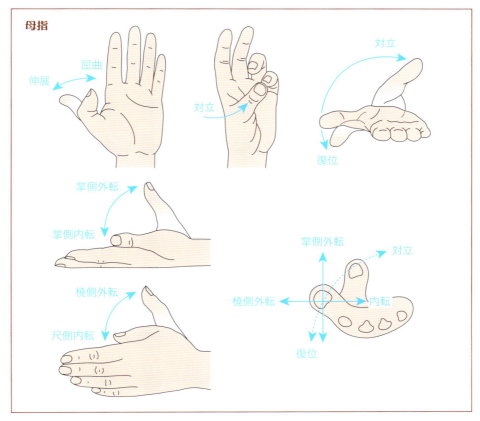

6 手関節・手 ◆ 基礎知識

手の外来筋

屈筋
- 長母指屈筋（FPL）→ 母指のIP関節の屈曲
- 深指屈筋（FDP）→ 指のDIP関節の屈曲
- 浅指屈筋（FDS）→ 指のPIP関節の屈曲
- 尺側手根屈筋（FCU），橈側手根屈筋（FCR），長掌筋（PL）→ 手関節の屈曲

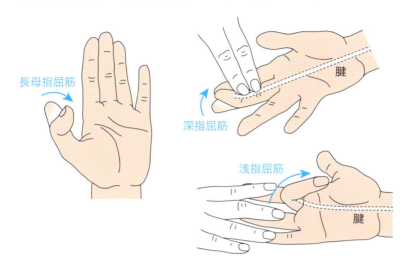

伸筋
- 外来伸筋の筋腹は前腕背側にあり，腱は手関節の背側を通ります。これらの腱は，手関節背側の6つのコンパートメント内を通ります。

① 長母指外転筋（APL），短母指伸筋（EPB）：母指を外転させる。
② 長橈側手根伸筋（ECRL），短橈側手根伸筋（ECRB）：手指を握った状態で背屈させる。
③ 長母指伸筋（EPL）：手掌をテーブルの上において，母指を持ち上げる。
④ 総指伸筋（EDC），固有示指伸筋（EIP）：MP関節の伸展。
⑤ 小指伸筋（EDM）：他の指を握らせて，小指のみのMP関節を伸展。
⑥ 尺側手根伸筋（ECU）：手関節を背屈させて，さらに尺屈。

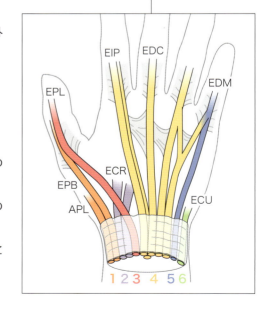

6 手関節・手 ｜ 症例1

転倒時に手を突いて受傷

78歳，女性。お昼頃に転倒して右手を突いた。夜になって右手関節痛と腫脹を訴え，来院した。

診察所見

―― 研修医・万里小路尚子は，患者の右手を診察した。右手関節部に腫脹と変形があり，橈骨遠位部を押すと圧痛がある。手部には腫脹や圧痛はなく，手指は動かせる。

尚子：おそらく手首が骨折してるので，レントゲン写真を撮影して確認しますね。
患者：えっ，折れてるんですか？！

―― ナース津村珠子の案内で，患者はレントゲン室へ向かった。入れ替わりに指導医の猪熊亮一が現れた。

亮一：橈骨遠位端骨折のようだね。
尚子：そのようです。
亮一：橈骨遠位端骨折には，いろいろなパターンがある。
尚子：コレス骨折にもいろいろなパターンがあるってことですか？
亮一：違うよ。橈骨遠位端の折れ方と転位のパターンによって，いくつかに分類されるんだ。最も多いパターンがコレス骨折で，遠位骨片が背側に転位しているものだ。
尚子：いわゆるフォーク状の変形っていうやつですね。
亮一：そうだ。遠位骨片が掌側に転位しているパターンの骨折が…
尚子：スミス骨折！
亮一：ご名答。

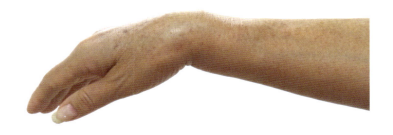
フォーク状変形

橈骨遠位端骨折のパターン

尚子：コレス骨折とスミス骨折は，関節内に骨折が及ばないパターンの骨折だから，橈骨の遠位端の関節外骨折ですね。

亮一：いや，主骨片どうしの位置関係の話だ。コレス型の転位をしていても関節が割れているものもある。

尚子：ややこしいですね。

亮一：もう1つのパターンが，バートン骨折というやつだ。

尚子：初耳でござる！

亮一：掌側バートン骨折と背側バートン骨折がある。側面から手関節を見た時に，橈骨遠位部の掌側半分くらいが骨折して手根骨とともに掌側に転位しているのが典型的な掌側バートン骨折で，その逆のパターンが背側バートン骨折だ。

尚子：コレス，スミス，バートンって人名なんですよね。ややこしくなってきたので，『整形虎の巻』を出しますよ（図1）。

図1　橈骨遠位端の冠名骨折

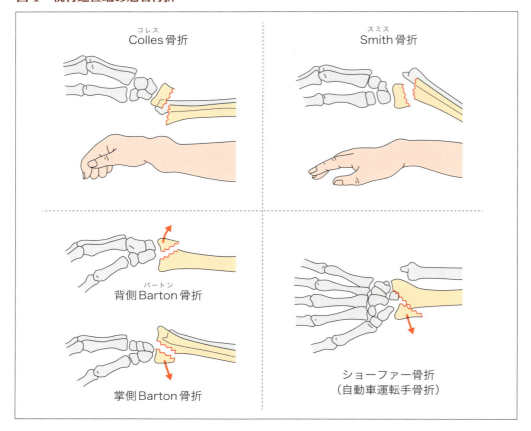

尚子：この図を見るとよくわかります。

亮一：コレス，スミス，バートンはX線が発見される（1895年）ずっと前の人だ。1814年にコレスは「少し時間が経てば，手の痛みは完全になくなり，関節も自由に動くようになる。しかし，変形は一生涯なくなることはない」と，橈骨遠位端骨折を記述している。

尚子：ふーん。今でもコレスとかスミスとかよく言うんですか？

亮一：わかりやすいのでよく使うが，さっきも言ったように，橈骨遠位端骨折は，いつも都合よく2つにだけ割れているわけじゃない。

尚子：関節面も含めて骨折している場合が結構あるってことですね。

亮一：そうだ。だから最近は，多くの骨折パターンを分類できるAOの包括分類を用いる整形外科医が多い。あとでしっかり勉強しておくこと。

> AO（アーオー）
> 骨折治療に関する国際的な研究グループ

尚子：わっかりました。

亮一：そろそろ，X線写真が見られるようになっているんじゃないか？

── 尚子は電カルを操作して，PACS画面を開いた（図2）。

図2

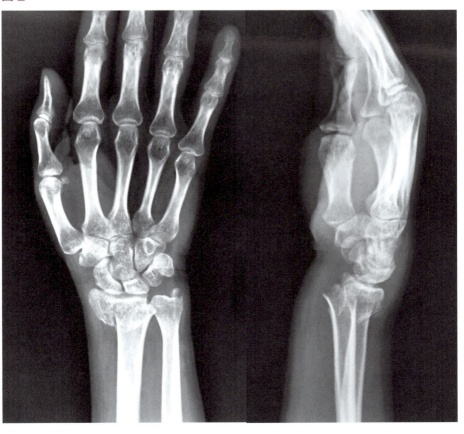

フィンガートラップを使った整復法

尚子：典型的なコレス型の橈骨遠位端骨折ですね。

亮一：そうだな。整復方法と治療法は？

尚子：牽引して，前腕回内位で，手関節を最大掌屈・尺屈位で整復します。いわゆるCotton-Loder position（図3）です。その状態でギプス固定します。

亮一：不合格だ！

尚子：え〜！　なんでダメなんよ？

亮一：もう少しましな本を読んだ方がいいぞ。Cotton-Loder positionを自分でやってみろ。

── 尚子は，手関節をめいっぱい掌屈・尺屈する。

亮一：その格好で手指を動かしてみろ。

尚子：とっても動かしづらいです。

亮一：Cotton-Loder positionにすると，確かに骨折は整復されて再転位も防ぎやすい。しかし，この肢位では指を動かしづらく，手部の浮腫が増長される。また，正中神経も圧迫を受けやすい。CRPSにもなりやすい。悪いことがいっぱいだ。だから今は，この肢位で橈骨遠位端骨折を治療するのはダメだと言われている。

尚子：へえー，そうなんや。

亮一：固定肢位は，前腕回内位〜中間位で，手関節は軽度掌屈・尺屈位が一般的だ。手関節背屈位ギプスを推奨している先生もいる。

尚子：ビックリです。

CRPS：complex regional pain syndrome

複合性局所疼痛症候群。骨折などの外傷や神経損傷の後に疼痛が持続する症候群

図3　Cotton-Loder position（この肢位での固定はダメ！）

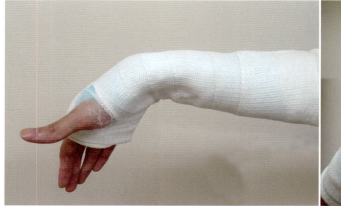
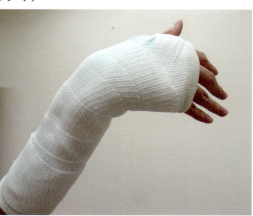

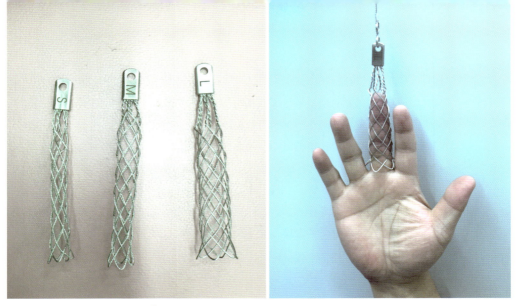

図4 フィンガートラップ この図では中指だけを牽引しているが，普通は3本くらいの指にフィンガートラップをはめて牽引する。

亮一：整復は，神経ブロックか局所静脈麻酔下にフィンガートラップ（図4）で牽引して，骨片を整復するのがいい。でも，フィンガートラップを外来に置いてある施設の方が少ないし，神経ブロックも局所静脈麻酔も救急外来では煩雑だ。仕方ないので，手背から血腫内局所麻酔を行って，徒手的に牽引して手関節を掌屈・尺屈して整復している施設が多い。

尚子：ちょっと待って！ そのなんたらトランプっていうのは何ですか？

亮一：トランプではなくて，フィンガートラップだ。網のような指サックのことで，それを指にはめて，おもりで牽引する装置だ。

麻酔はどうする？

尚子：ほほーう，そんなかっちょいい道具で引っ張っちゃうわけですね。麻酔が難しそうですね。

亮一：腕神経叢ブロックはそんなには難しくはないが，慣れるまでは上手に麻酔を効かすのが難しい。最近は，超音波装置を併用してより安全に確実に麻酔をかけられるようになった。局所静脈麻酔は確実に効果が得られるが，ターニケットやエスマルヒを準備したり，処置が終わった後で麻酔をやめるときに少し時間を要するのが煩雑なんだ。それで仕方なく，血腫内に局所麻酔をしている施設が多い。血腫内麻酔は，上手にやればよく効くが，下手にやるとほとんど除痛効果がない。

尚子：翔平先生が，骨折部の近くに針を刺して麻酔薬を入れるのは，開放骨折を作ることになるので，骨髄炎のリスクを高める。だから血腫内麻酔は良いことでは

尚子：ない，と言ってましたが。
亮一：それは都市伝説のたぐいだろう。皮膚をしっかり消毒して，清潔操作で細い針で注射するんだから，感染リスクは低い。そんなことを言いはじめたら，化膿性関節炎のリスクを高めるので，関節血症や関節水症で関節穿刺なんてできないことになる。
尚子：なるほど〜。
亮一：ただ，皮膚は感染に対するバリアなので，注射針といえどもそこを破るのだから，しっかりと消毒して清潔操作をキチッとやることが大切だ。それは間違いない。
尚子：フィンガートラップの使用や，しっかりとした麻酔が，良い整復位を得るための必要条件ってわけやね。
亮一：ところが，そうでもないんだ。
尚子：えっ？　何それっ！
亮一：フィンガートラップを使用しなくても，麻酔をかけなくても，整復の良悪には大した差がないという報告もある。理論と実践の違いかな。
尚子：じゃあさぁ，患者さんに「少し我慢してくださいね」って言って，グイッと整復してもよいわけ？
亮一：治療成績には差がないと報告されている。だが，患者さんが痛くないように治療するっていうのはとっても大切なことだし，論文には出てこないエビデンスだ。
尚子：私は，神経ブロックで除痛した後に整復できるようになります。
亮一：良い心がけだな。

手術適応

尚子：折れ方によっては，Cotton-Loder position にしないと整復が維持できない場合もありますよね。
亮一：要するに，手関節を最大掌屈・尺屈位にしないと，骨折がずれてしまうような場合だな。
尚子：そうそう。そういう場合は，どうするの？
亮一：どの程度の転位までを許容できるのか，という問題とリンクする。
尚子：許容可能な整復位を Cotton-Loder position にしないと維持できない場合は，ギプスでは治せないから手術適応ってこと？
亮一：さっき，橈骨遠位端骨折に関するコレスの記述の話をしたよね。
尚子：「少し時間が経てば，手の痛みは完全になくなり，関節も自由に動くようになる。しかし，変形は一生涯なくなることはない」ってやつですね。

亮一：でも，転位の程度や骨折のタイプによっては，すべての機能が完全に良くなるわけじゃない。患者さんのニーズも，昔とはかなり違うからね。だから，機能的に問題が残りそうなくらい転位している骨折は，積極的に手術を勧めることになる。

尚子：どのくらい転位が残ると，機能的に問題が残るの？

亮一：それは難しい問題だ。患者さんの年齢とか，どの程度の機能予後を期待するかによってかなり異なるからね。理論的には解剖学的に元通りに整復固定するのがよいのは確かなんだけど…。ガイドラインでは，関節外の橈骨遠位端骨折の許容範囲は，① dorsal tilt 10°かつ，②尺骨プラス変異（ulnar plus variance）2 mm 以下（健側との差）ならほぼ許容されることになっている。

Dorsal tilt って何？

尚子：その dorsal tilt ってのは何なの？

亮一：手関節側面像では，橈骨遠位の関節面は少し掌側を向いているのが正常だ。この傾きを palmar tilt っていう。おおむね 8〜15°だ（図5）。背側転位型の橈骨遠位端骨折（いわゆるコレス骨折）では，遠位骨片が背側を向くので，palmar tilt はマイナスになる。

尚子：掌側を向いていた関節面が，骨折して背側を向くようになる…

亮一：そうだ。徒手整復でこれを戻すんだけど，dorsal tilt 10°が許容範囲っていうのは，正常までは戻らなくても背屈 10°までなら OK っていうことだ。

尚子：Dorsal tilt 10°は palmar tilt マイナス 10°と同じ意味やね。

亮一：そういうこと。

図5 Dorsal tilt と Ulnar plus variance

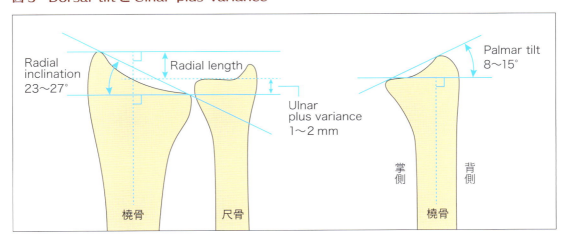

尚子：尺骨プラス変異（ulnar plus variance）ってのも，ついでにご教示くださると，不肖の弟子としては嬉しいのですが。

亮一：Ulnar varianceっていうのは，手関節正面像において橈骨尺側関節面と尺骨関節面の高さの差のことだ。

尚子：ちょい待ち！　その舌を噛みそうな「○※￥▽＄□関節面」っていうのは何ですか？

亮一：Ulnar varianceは橈尺骨の相対的な長さの差をみる指標なんだけど，正面像で見たとき，橈骨遠位関節面は傾いているだろう。長さの差を評価するためには，どこかに基準をおかないといけない。一番わかりやすいのが，橈骨遠位関節面の一番尺側だから，橈骨尺側関節面で計るんだ。

尚子：了解でござる。

亮一：尺骨関節面のほうが橈骨遠位関節面より高い（要するに尺骨が長い）場合を尺骨プラス変異（ulnar plus variance）と言うんだ。橈骨遠位端骨折では橈骨が転位して長さが短くなるので，ulnar plus varianceになる。それを2 mmまでにしたら許容範囲だってことだ。

尚子：よーく，わかりました。けっこう厳しい基準なんやね。

亮一：いま言った基準は，あくまで青壮年者に対する基準だ。高齢者では許容される範囲はずっと広くなるが，受傷前の活動性にもよる。活動性の低い高齢者に同じ基準は採用できないからね。

尚子：関節内骨折の場合はどうなん？

亮一：青壮年者では，step-off（関節面の段差）またはgap（関節面の隙間）が1 mm以下が許容範囲とされている。ただし…

尚子：これも，高齢者については結論が出ていない，と。

亮一：その通り。高齢者に青壮年の基準を当てはめたら，手術例が激増する。最近はちょっとオペのやり過ぎじゃないか，と俺は思っているよ。

整復・固定

珠子：患者さん，レントゲン室からお戻りになりました。

尚子：じゃあ，入ってもらいましょう。

——尚子と亮一は，もう一度X線写真を確認した。

尚子：橈骨遠位端骨折ですよ。

亮一：それと…

尚子：はい↗？

亮一：橈骨遠位端骨折に，よく合併する骨折があるだろう。

尚子：おっと，私としたことが！　尺骨茎状突起も骨折してますね。ほとんど転位してませんが。

亮一：ご名答。

——尚子は，手首の骨が骨折していること，ズレている骨折部を整復してギプス固定することを患者に説明した。亮一は橈骨遠位部の背側を十分に消毒した後，1％キシロカインを10cc注射シリンジに入れ，23G針で血腫内に注入した。

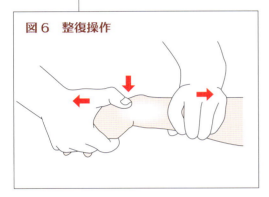

図6　整復操作

——しばらく待った後，尚子が患者の手を持って牽引して整復操作（図6）を行い，ギプス固定した（図7）。

尚子：では，うまく戻っているかどうかを，もう一度レントゲン写真でチェックしますね。

患者：わかりました。

図7　橈骨遠位端骨折のギプス固定

MP関節をフリーにし，指が握れるようにする。母指球筋もある程度フリーにして，母指が使えるようにしておく。
転位が大きい骨折では，写真よりもう少し手関節を掌屈してもよい。
橈骨傾斜角を改善させるには，写真よりもう少し尺屈してもよい。

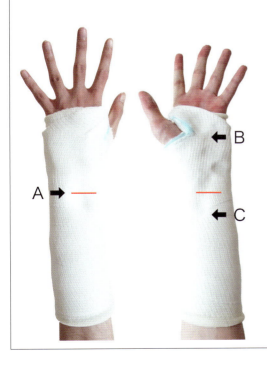
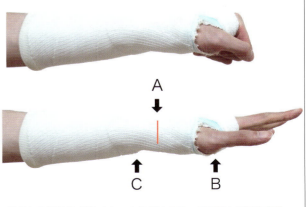

背側から骨折部（A）をしっかり押さえる。骨折部より近位の掌側（C）と骨折部より遠位の掌側（B）をしっかり押さえることで，骨折部が3点で固定される。

整復後も小まめにチェックしよう

―― 数分後，電カルに整復後のX線写真（図8）が表示された。

尚子：こんなんで，どうでしょうか？
亮一：さっき言ったパラメーターを計測してみろよ。

―― 尚子は，PACS画面で計測ツールを用いてアライメント指標を計測した。

尚子：Dorsal tilt は5～6°くらい，ulnar variance はマイナス2mm です。
亮一：整復位としては少し甘いが，合格だ。ギプスも手関節掌背屈中間位ぐらいで巻いてあるし，母指も他の指も十分に動かせるからOKだ。
尚子：どの程度の頻度で外来フォローアップしたらいいの？
亮一：おおむね1週毎でいい。特に受傷から2週間くらいは，ギプス内転位を起こすこともある。転位が大きくなれば，その時点で手術っていう選択肢もあるだろ

図8 コレス骨折；整復後

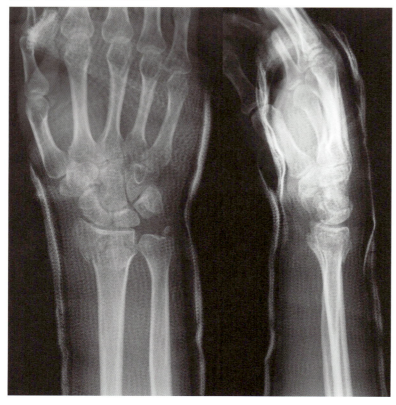

う．不安定な骨折の場合には，徒手整復してから3日目ぐらいに，一度はX線写真でチェックを入れるようにしているよ．

尚子：3日目にズレてたら，すぐに整復し直すってこと？

亮一：それもあるが，不安定な骨折，例えば背側の粉砕が強いようなケースでは，一旦整復されてもギプス内転位を起こすものが多い．まずは，ギプスで保存療法を行うけど，やっぱり転位したっていうケースもある．そういう場合には，すぐに手術の手はずをとる．

尚子：なるほど．不安定型では，はじめは小まめにチェックってことですね．手指は動かしてもいいですか？

亮一：手指は動かしてもいいんじゃなくて，動かさないといけないんだよ．そのために，ギプスから出してあるんだ！

尚子：動かすと痛いんじゃない？

亮一：最初は痛がる患者さんも多いが，できるだけ動かしてもらうことだ．母指・手指のMP関節とIP関節の屈伸，それと手指の外転運動をギプスをつけたままやってもらう．そうすることで，局所の循環が改善されて腫脹が軽快しやすい．

尚子：なかなか，奥が深いですなぁ．ギプスをした腕は三角巾でつるしておくものなんですか？

亮一：どちらでもいいよ．

尚子：また，そんな，つっけんどんな回答（笑）．面倒くさくなってきた？

亮一：ギプスしたまま外出できるような元気な人なら，外出時には必ず三角巾でつるしておくように言ってるよ．

尚子：それはなんで？

亮一：怪我してるのが，周りの人にわかるようにね．

尚子：そっか．ぶつかってこられても困るもんね．

亮一：ただ，一日中，三角巾で腕をつるしてるとどうなると思う？

尚子：腕がだるくなる！

亮一：肩こりや肩の拘縮を起こしてしまうんだ．だから，毎日何回かバンザイするように指導すること．

尚子：手首が治ったら，今度は肩だ！なんてならないように．それで必要以上に三角巾でつるすなってことか．

亮一：その通りだ．

尚子：ギプス固定の期間は，どれくらいですか？

亮一：普通は4週間から6週間だな．橈骨遠位端骨折で6週間以上ギプスをすることはまずない．

6 手関節・手

症例1 ◆ 転倒時に手を突いて受傷

シーネ固定の場合

尚子：シーネじゃダメなんですか？

亮一：固定力はギプスに劣るが，腫脹が強い場合にはシーネでも悪くはない。掌側からシーネを当てるか（図9），肘を曲げて掌側から背側にU字型のシーネ（シュガー・トング；図9）にしてもいい。慣れないうちはシーネの方が簡単だな。後で，整形外科医がちゃんとしたギプスを巻けばいいからな。

尚子：Sugar tong は「角砂糖ばさみ」の意味ですね。

亮一：その通り。

sugar tong
89ページ

図9　Palmar splint

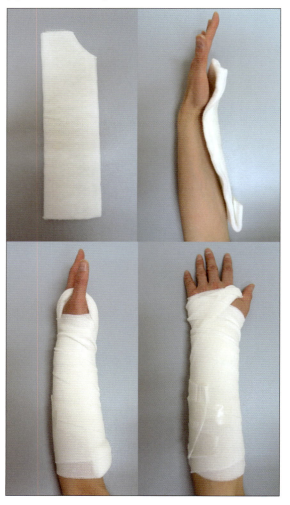

図10　Sugar tong 固定

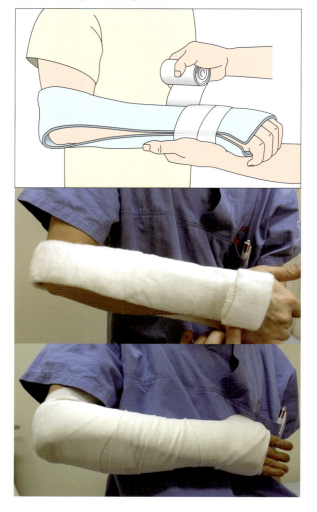

6 手関節・手 | 症例2

パンチによる手背部痛

26歳，男性。ボクシング・ジムで練習中にサンドバッグを思いっきり叩いた後に，左手に激痛を覚えた。その後徐々に腫脹が強くなり，来院した。

診察所見

——研修医・万里小路尚子は，患者を診察室へ呼び入れ，診察を開始した。左手に創傷はみられないが，手背部の示指のMP関節から母指にかけて腫脹がある（**図1**）。触診すると，示指MP関節のあたりに最も強い圧痛がある。尚子は，X線検査をオーダーした。患者は付き添いのマネージャーとともにレントゲン室へ向かった。

亮一：何が一番考えられる？
尚子：受傷機転と局所所見から考えて，ボクサー骨折。すなわち，中手骨骨折だと思います。
亮一：ご名答だ。手拳（ナックル）による強打の衝撃で起こる中手骨の骨折だな。典型的には第4と第5中手骨の頸部に発生しやすいが，ハードパンチャーでは第2と第3中手骨骨折もある。
尚子：あ〜，それで第2中手骨なんだ。

図1

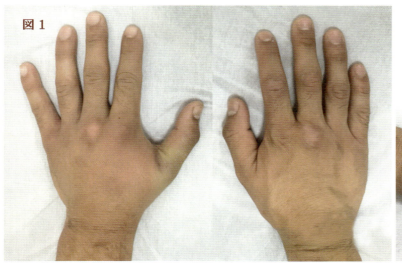
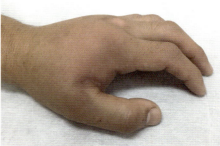

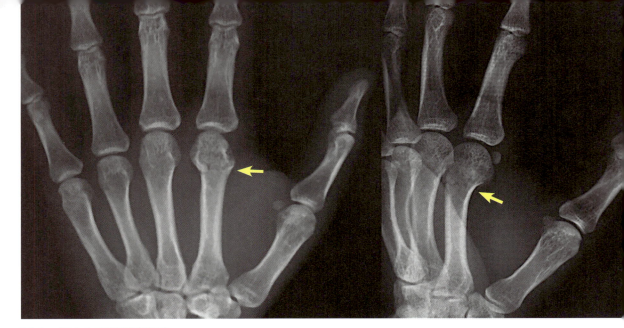

図2 第2中手骨頸部骨折

亮一：えっ，どういう意味？
尚子：先生，気づきませんでした？ 今の患者さん，WBAフェザー級スーパー王座の山内高介選手ですよ！
珠子：そうそう，14連続KOで防衛中の超々有名なチャンピオンですよ。
亮一：そうなのか。意外なことに詳しいんだな，二人は。
珠子：ひどい骨折でなければいいけど…。

X線写真のどこを見るか？

―― 電カルでX線画像が表示できるようになった（図2）。画面を見つめて考え込む尚子。津村ナースが話しかける。

珠子：尚子先生，どうですか？ チャンピオン，骨折してますか？
尚子：うーん。わかりづらいんだよね。正面像で，第2中手骨の骨頭の下あたりに，骨透亮像（線）らしきものがある。皮質の連続性も途絶えているように見える。果たして，この線を骨折線と解釈すべきかどうか？ それが問題だわ。第2中手骨頸部はボクサー骨折の好発部位だし，局所所見もここを押さえると痛かった。斜位像でも同じ所に骨透亮像（線）らしきものがある。総合的に判断すれば，ちょっと自信ないけど，転位がない第2中手骨頸部骨折という診断でいいんじゃないかな。

―― そこへ猪熊が戻ってきた。

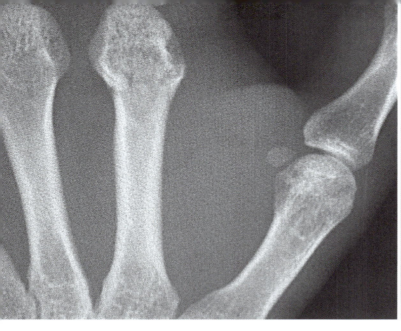
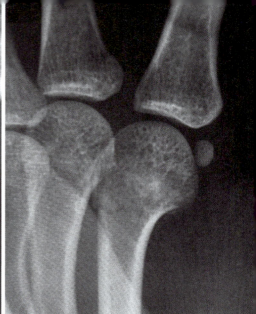

亮一：どうだった。

尚子：転位のない第2中手骨頸部骨折があります。他に合併した骨折はありません。

亮一：そうだな。転位がなくて，少しわかりずらかったんじゃないか？

尚子：いえいえ，こんなのは楽勝ですよ，オホホ…。秒殺でわかるようになりましたよ。

——珠子ナースは，亮一の後ろから顔を出して，尚子にVサインを送っている。

亮一：骨折の画像診断，特にX線写真の診断は，画像の中の雑多な情報から，意味をもつ対象を選別する処理能力が必要になる。

尚子：パターン認識ってやつですね。

亮一：そうだ。どこを見るかということと，どう見えたら異常なのかという知識がないと，同じ画像を見ていてもわからないってことだ。だから…

尚子：勉強が必要。

亮一：そうだ。たぶん，今回の中手骨頸部骨折も，まだ自信を持って骨折しているとは言えなかったと思う。

尚子：バレてたか（笑）

亮一：この受傷機転ならここが折れているはずだという知識，そして折れていればこのように見えるんだという経験，さらに直接患者さんに触れて得た情報，これらを頭の中でグルグルまわして，1つの解釈を得るもんなんだよ。

尚子：勉強だけじゃなく，経験が大切なんですね。

亮一：この部位の骨折は骨癒合しやすいが，屈曲転位を残したまま癒合すると，また折れやすくなる。今回はラッキーなことに，ほとんど転位がないので保存療法

で十分だ。

尚子：ギプス・シーネ固定でいいですね。

亮一：普通の中手骨頚部骨折整復後の固定肢位は，MP関節70°，IP関節軽度屈曲位にする（図3）。ただ，チャンピオンの骨折は転位がないので，MP関節をそこまで深く曲げなくてもいいだろう。

尚子：了解です。

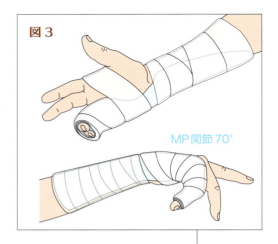

図3

MP関節70°

転位が大きい場合はどうするの？

尚子：チャンピオンの骨折は転位はありませんでしたけど，転位が大きい場合（図4）は，整復が必要ですよね。

亮一：保存療法で治療する時は，整復して固定する必要がある。教科書的には，骨折した指のMP関節を90°屈曲して，遠位骨片を下から持ち上げながら，近位骨片を上から下に押し込むと整復できると書いてある（図5）。

尚子：そのあと，MP関節70°，IP関節軽度屈曲位で固定するんですね。

亮一：そうなんだが，けっこう unstable な時が多くて，ギプス内で再転位することも多い。

図4　大きく転位した第5中手骨頚部骨折

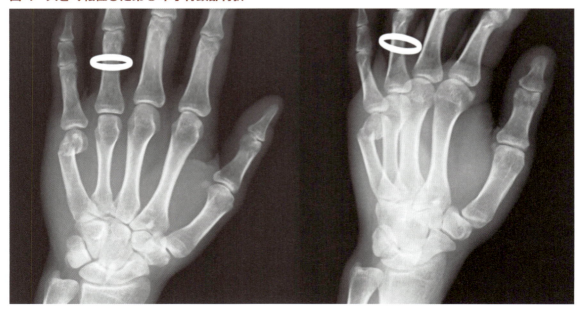

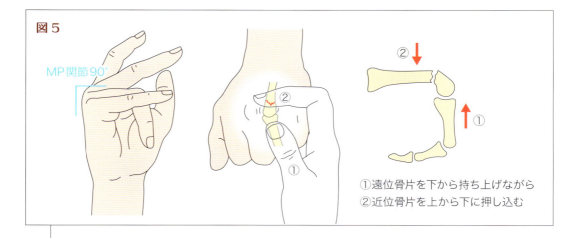

図5

①遠位骨片を下から持ち上げながら
②近位骨片を上から下に押し込む

尚子：その時は，手術になるんですか。

亮一：転位が許容できないようだと手術だね。中手骨骨折では，屈曲転位も問題なんだが，回旋転位を残すと問題が残る。

尚子：中手骨が回旋転位を残して癒合しちゃうと？

亮一：どんなことが起こる？

尚子：え〜と……　ちゃんと指が握れなくなる！

亮一：ご名答だ。回旋転位が残ると，指を握った時に，指同士が重なってしまうんだ。オーバーラッピング・フィンガーという。指を屈曲した時に，指先が母指の付け根の舟状骨結節のほうへ向いているのが正しい方向なんだ。

尚子：指先が舟状骨結節の方向に向かうように整復しないと，他の指に乗り上げてしまうってことですね。

亮一：そういうことだ。MP関節70°屈曲位に保っておくの，患者さんはかなり痛いんだよね。だから，実際はこの肢位で固定できないことも多い。関節の曲げが甘くなると転位しやすいから，結局，手術になることもあるね。

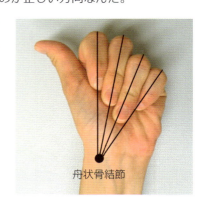

舟状骨結節

尚子：指の骨折は多く経験します。だいたい引っ張ったら整復されることが多いのですが，その後の固定をどうしたらいいか悩むんですよ。

亮一：そうだな。中手骨頚部骨折の整復は少し難しいが，それ以外の手指骨の骨折は，牽引すれば転位は戻せることが多いな。手指骨折は，骨折部位も骨折型もいろいろなパターンがある。ケース・バイ・ケースで確かに難しいが，だいたいのことは『整形虎の巻』に書いてある通りで大丈夫だ。ちょっと持ってきてごらん。

末節骨骨折

尚子：えーと，まず末節骨骨折から。虎の巻には「粗面部骨折は，外固定必要なし。除痛目的にはアルフェンス・シーネ。ただしPIP関節は固定せず」とあります。粗面ってどこですか？

亮一：先端の膨れたところだ。

尚子：そうだと思ったわ。爪の下に血腫ができてることありますよね。とっても痛がられる場合があります。注射の針で抜いてあげたらいいんですか？

亮一：18G針をグルグル回して爪に穴をあけるか，ペーパークリップで穴をあけてドレナージすればいい。

尚子：ペーパークリップの先端って鈍ですよね。そんなので爪に穴を開けられるんですか？

亮一：クリップの先端を伸ばして，ライターの火で加熱する。熱くなった先端で爪に穴をあける。針でやるより大きな穴ができるので，こちらの方が上手くドレナージできるんだ。クリップでやけどしないように，ガーゼで持ってやるんだよ。

尚子：野蛮な方法だね（笑）

亮一：どばっと抜けるので，けっこう効果的なんだよ。

尚子：次，「骨幹部骨折は，爪甲あれば外固定必要なし。爪甲が外れて爪根脱臼があれば，Schiller法で整復固定。転位大なら手術」か。Schiller法ってこの絵（**図7**）のことか。これは

末節骨骨折	粗面部	・外固定必要なし ・除痛目的にはアルフェンス ・PIPはフリー
	骨幹部	・爪甲あれば，外固定必要なし ・爪根脱臼あれば，Schiller法 ・転位大ならOP
	マレット指	・骨性は，手術（石黒法） ・腱性は，DIP伸展位固定10〜12週

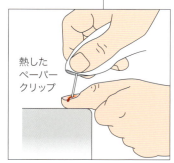

熱した
ペーパー
クリップ

図6 末節骨骨折

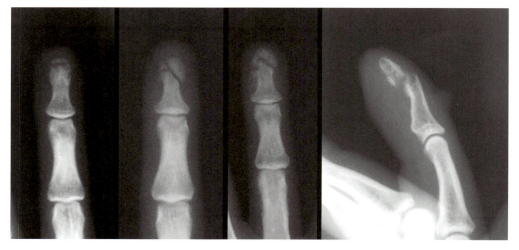

簡単そうだわ。

亮一：爪床も大切なので，損傷している場合には綺麗に修復しておくことが必要だ。

尚子：最後にマレット指。「骨性マレット指は手術（石黒法）。腱性マレット指はDIP伸展位固定10〜12週」だって。3ヵ月も固定するんだね。長ぁ〜！

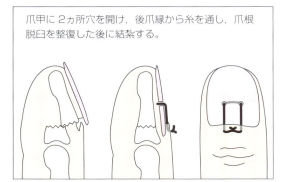

図7　Schiller法

爪甲に2ヵ所穴を開け，後爪縁から糸を通し，爪根脱臼を整復した後に結紮する。

中節骨骨折

亮一：中節骨骨折については，『虎の巻』ではどうなってる？

尚子：「骨幹部骨折で転位小なら，buddy tapingと固定。それ以外は整形へコンサルトせよ」ってありますね。Buddy tapingってなんですか？

亮一：骨折した指と隣の指をテーピング・テープで固定する方法だ（図9）。指間に薄いガーゼを挟む場合もある。Buddyは兄弟とか相棒の意味だな。

尚子：相棒と一緒にテーピングするわけだ。

亮一：中節骨には伸筋腱がついてる。深指屈筋腱か浅指屈筋腱かどっちだ？

中節骨骨折	骨頭	● 転位あれば，外固定して整形外科へコンサルト
	骨幹部転位小	● Buddy taping
	骨幹部転位大	● 外固定して整形外科へコンサルト ● 掌側凸ならPIP・DIP屈曲固定 ● 背側凸ならPIP・DIP伸展固定
	基部裂離	● PIPに不安定性なければ，伸展位固定7日間 ➡ Buddy taping ● PIP屈曲位固定？

図8　中節骨骨折

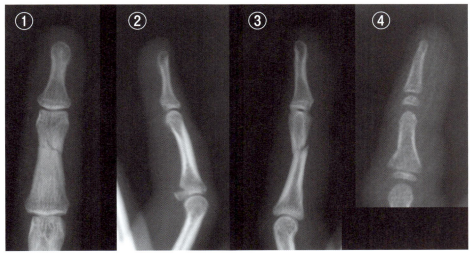

図9　Buddy taping

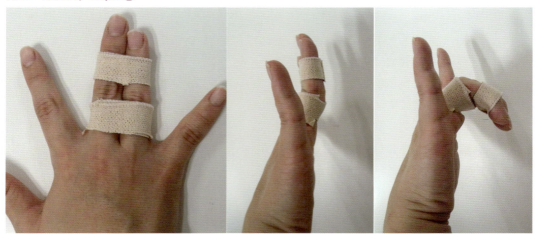

尚子：浅指屈筋腱です！

亮一：中節骨が浅指屈筋腱より遠位で骨折していれば，どんな転位が起こる？

尚子：折れた所より近位が浅指屈筋に引っ張られるから，掌側凸変形が起こるはず…当たってます？

亮一：ご名答。図8-②がまさにそれだ。

尚子：浅指屈筋より近位で骨折していれば，背側凸変形が起こるわけですね。

亮一：そうだな。

尚子：ということは…　転位方向により固定肢位も変わるんじゃないでしょうか？

亮一：鋭いね。

尚子：良く言われます！　中節骨が遠位側で骨折してる場合は，浅指屈筋は近位骨片についてるので，掌側凸変形する。よって，固定はPIPもDIPも屈曲位がいい。逆に近位側で骨折している場合は，背側凸変形になるから，固定はPIPもDIPも伸展位がいいわけだ（図10）。

図10　掌側凸変形と背側凸変形

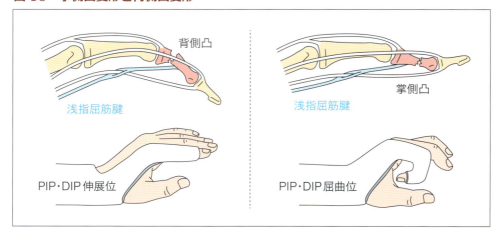

224

亮一：正しいね。しっかり固定するなら手関節は軽度背屈で，MP 関節は軽度屈曲位で，あとは尚子がいま言ったようにすればいい。

尚子：よっしっ，『虎の巻』に追加しておこう。

亮一：中節骨では，基部の裂離骨折も多い。

尚子：そうそう。この前，見ましたよ。翔ちゃん先生が，PIP 屈曲位で固定すると裂離した骨片が近よるんだよ，って言ってました。

亮一：『虎の巻』には，屈曲位固定に「？」マークがついてるだろう。

尚子：おっ，本当だ。何ですか，この「？」マークは。

亮一：PIP 関節を屈曲位固定すると拘縮が起こるのでダメだ，っていう先生もいるんだよ。それで「？」マークがついてるんだな。

尚子：ふーん，難しいね。固定はアルフェンス・シーネでいいん？

亮一：アルフェンス・シーネでもいいんだけど，俺は細いギプス・シーネか，ギプス固定が好きだな。

尚子：では，師匠にならって，私もギプス・シーネでいきますね。

基節骨骨折

亮一：基節骨骨折は，ほとんどが掌側凸変形する。角状変形があっても（図 11），長軸方向に引っ張れば，たいてい整復できる。

尚子：それなら MP 関節も PIP 関節も屈曲位の固定がいいはずですね。

図 11　基節骨骨折

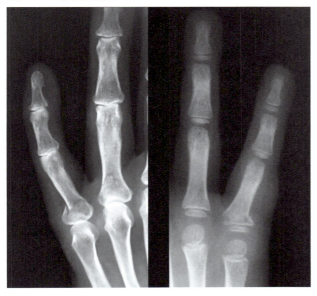

	転位なし	● Buddy taping ● 外固定，Extension block
基節骨骨折	転位あり	● 掌側凸変形 ➡ 指を曲げて Extension block ● 角状変形あれば，牽引して Buddy taping + Extension block ● 指尖部まで固定するときは，safety position（MP 屈曲，PIP・DIP 伸展）

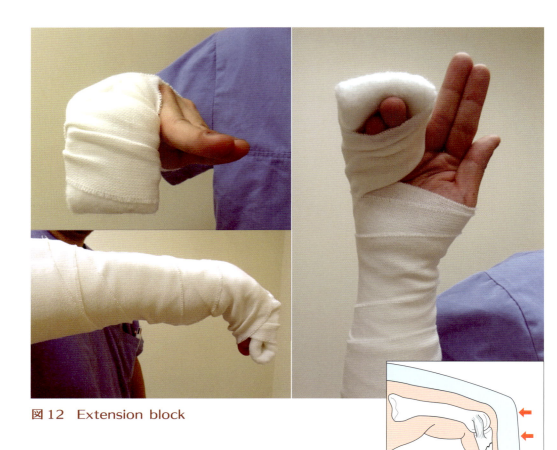

図12 Extension block

亮一：そうだ。Extension block を行う（**図12**）。

尚子：指を曲げて伸展できなくするってことですね。

亮一：あと，手指の関節は脱臼もけっこうある。普通は指を長軸方向に牽引すれば，簡単に整復できる。

6 手関節・手 | 症例3

手関節痛（腫脹・変形なし）

24歳，男性。バドミントン部の練習中に転倒して左手を突いた。手関節の疼痛が続くために来院した。

診察所見

── 研修医・万里小路尚子は次の患者を呼んだ。患者は尚子の後輩，孝明である。

孝明：先輩，これ絶対折れてますって！　めっちゃ痛いもん。早くレントゲン撮影してください。

尚子：ダメです。君も医者になったらわかります。まずは，きちんと患者さんからお話を聞いて，診察をして，それからX線写真は撮影するものです。

── 尚子は，孝明の左手を診察した。手掌に擦過傷はあるが，手関節には強い腫脹はない。手関節を背屈すると疼痛を訴えるが，橈骨遠位部には圧痛はない。手背部から手指にかけても診察したが，腫脹はなく圧痛もハッキリしない。

尚子：では，X線写真を撮影することにします。
孝明：絶対，手首骨折してますって！

── 孝明は，診察室を後にしてレントゲン室へ向かった。撮影後，診察室へ戻った孝明は，尚子とともに電カルの画面（図1）をのぞき込んだ。

孝明：どうですか？
尚子：うーん。ポジティブな所見がないのよねえ。
孝明：骨折じゃないんすか？　先輩，ちょっと自信なさげですけど，大丈夫すか？

── そこに，指導医・猪熊亮一が登場した。

亮一：おう，どうしたんだ？
孝明：練習中に転んじゃって，左手首をやっちゃいました。
亮一：X線写真は撮影したのか？
尚子：撮影しましたが…

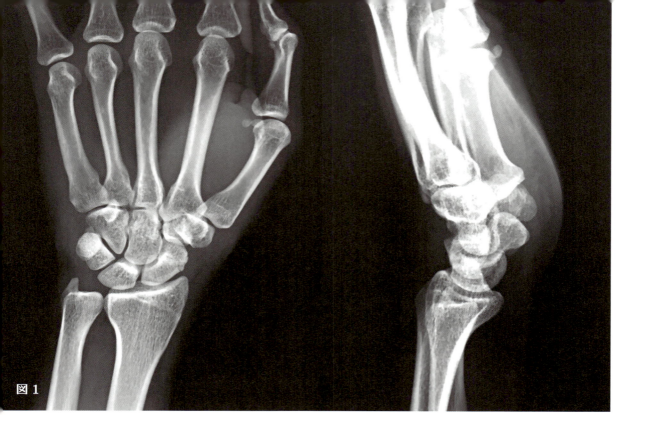
図1

Anatomical snuffboxって覚えてる？

―― 亮一，尚子，孝明の三人は，画面に映し出されたX線画像を食い入るように見つめている。亮一が何か話しかけようとした瞬間，尚子は「おっと！」と叫んだかと思うと，急に立ち上がって孝明の左手をつかんだ。そして，可愛い後輩の左手関節の橈背側のくぼみを親指で力一杯押しつけた。

孝明：いってぇ～！　尚子先輩，何するんですか？！
尚子：あなた，ここ痛くない？
孝明：だから，めっちゃ痛いですって。
亮一：尚子，気づいたみたいだな。
尚子：はい。気づきました。
亮一：こいつ力強いだろう（笑）
孝明：ええ，骨が折れるかと思いましたよ。
尚子：転んだ時に，もう折れちゃってるのよ。
孝明：えっ？
亮一：孝明は何年生だっけ？
孝明：5年生です。
亮一：じゃあ，整形外科の系統講義は終わってるよな。

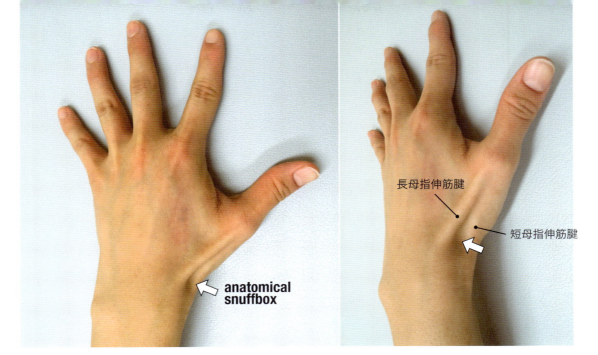

図2　Anatomical snuffbox

孝明：はい。
亮一：Anatomical snuffbox（図2）って覚えてる？
孝明：「センジョウコツ」骨折で圧痛がある部位でしたっけ？！
亮一：ご名答と言いたいところだが，舟状骨（シュウジョウコツ）って読むんだよ。今，尚子が押さえたところが anatomical snuffbox だ。他に，舟状骨結節の圧痛と母指の運動痛が重要な所見だ。

孝明：この流れからいうと…
尚子：そう，舟状骨骨折よ。
亮一：舟状骨は，へんてこりんな格好した骨なので，骨折していても X 線でわかりづらいことも多いんだが，この X 線写真ではよくわかる。

── 尚子は，X 線写真の一点を指さした。

尚子：この骨が舟状骨。そして，ここに線状の陰影がある。
孝明：これが骨折線ですか？
亮一：そういう解釈になる。
孝明：舟状骨骨折は治りにくいって習いましたよ。
尚子：すぐに手術でしょうか？

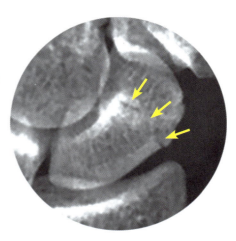

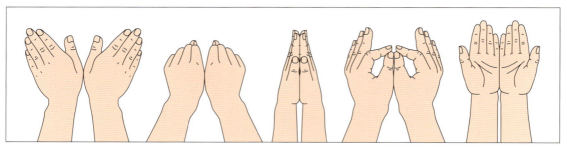

図3 舟状骨5方向撮影

亮一：うーん，難しいところだな。しっかりギプス固定しておけば癒合することも多いんだが，固定期間は長くなる。

孝明：固定期間はどれくらいですか？

亮一：骨折部位にもよるが，少なくとも6〜8週間ぐらい。それ以上のことも多い。

孝明：ぎょえー！　2ヵ月以上も手が使えないんですか！

亮一：舟状骨骨折が疑わしい場合は，舟状骨5方向撮影（図3）を行う。それでも転位のない骨折では，骨折線が見えないことも多い。孝明君のは，普通の手関節2方向撮影で，骨折線がハッキリ見える。

尚子：ということは，孝明の骨折は，実はかなりズレてる可能性があるってことですか？

亮一：CTを撮影してみないとわからないが，その可能性が高い。だから，初診時のX線写真で骨折線がハッキリしているような舟状骨骨折は，手術を勧めてもいいんじゃないかと俺は思っている。

孝明：どんな手術になるんですか？

亮一：今は，1 cmぐらいの小さな切開でスクリューを1本入れるのが主流だ。

尚子：わりと簡単な手術なんですね。

亮一：やることは簡単なんだが，舟状骨は曲がった形の骨なので，その中央部に上手にスクリューを入れるのは，それなりに難しい。今は，いいスクリューと手術器具があるので，随分簡単にはなったが。

孝明：手術したら，ギプスはしなくていいんですか？

亮一：局所安静のために，術後にギプス固定することが多いけど，長期間ギプス固定する必要はない。

尚子：じゃあ，オペね。私がやってあげようか？

孝明：勘弁してくださいよぉ。手術は全身麻酔でやるんでしょ。尚子先輩にアソコ見られるの恥ずかしいじゃないですか。

尚子と亮一（異口同音に）：そこですかぁー！

6 手関節・手 | 症例4

野球選手の手掌の疼痛

20歳, 男性。野球部。打撃練習中にファールチップしたところ, 右手掌に疼痛を覚えた。痛みが引かないため来院した。打撃は左打ちである。

診察所見

尚子：野球の練習中にケガされたんですね。詳しくお話ししていただけますか。
患者：打撃練習中にバットを振ったら, ファールチップだったんですけど, その後から右手の掌が痛いんですよ。このあたりです。

—— 患者は右手掌の小指側を押さえている。

尚子：ボールが当たったわけじゃないんだ。
患者：いや, バットには当たったんですけど, ファールチップでして。
尚子：そうじゃなくて, 手には当たってないんですよね。
患者：あっ, そっちですか。当たってません。

—— 尚子は患者の右手をとり, 圧痛部位を探った。圧痛点は, 右手掌小指側で手関節より4cmくらい遠位である。Anatomical snuffboxには圧痛はない。手関節や手指の可動域制限もない。腫脹部位もない。

尚子：では, 手のレントゲン写真を撮影しますね。
患者：はい。

—— しばらくして, 電カルに表示されたX線写真を見ながら, 尚子が話しはじめた。

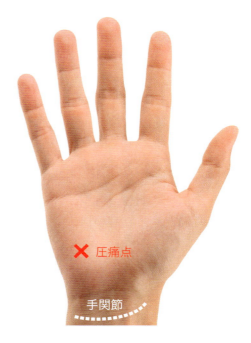

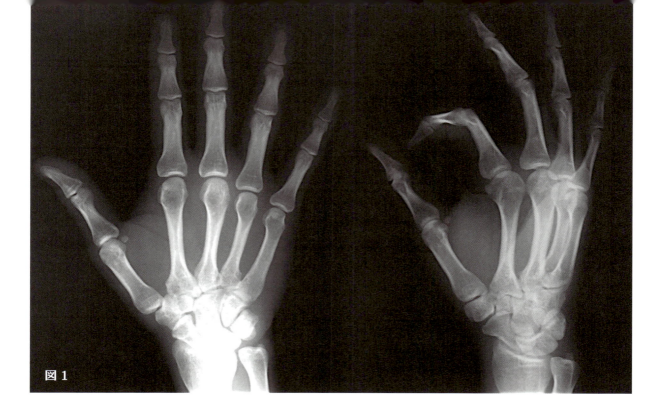

図1

鈎骨折はCTで探せ

尚子：このX線写真（**図1**）では，骨折はないように見えますね。

亮一：異常はないように見えるね。病歴と局所所見から除外すべき外傷があるけど，わかる？

尚子：圧痛があるのは手根骨ですね。手根骨の骨折ですか？

亮一：手根骨骨折では，舟状骨骨折の頻度が高くて6割以上を占めるが，その他の骨も骨折する。この患者さんの場合，ファールチップで受傷している。この受傷機転で除外しておくべき骨折は，有鈎骨の鈎骨折だ。

尚子：ほほぉー！　でも，X線写真では骨折はないですよね。

亮一：普通の2方向や舟状骨撮影では，有鈎骨鈎骨折はわからないことがほとんどだ。手根管撮影ならわかることもあるが，一番いいのは…

尚子：CTのMPR像ですか？

亮一：ご名答。この患者さんの場合，圧痛部位が小指側の手掌で，手関節から4〜5cmほど遠位にある。有鈎骨の部位に一致するので，鈎骨折の可能性がある。

—— 尚子は，患者を診察室へ招き入れた。

患者：骨折してるんですか？

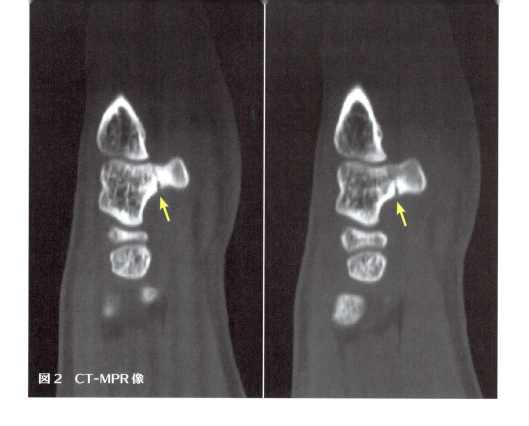

図2　CT-MPR像

尚子：いま撮ったレントゲン写真ではハッキリしませんが，どうも怪しいところがあります。もう少し詳しい検査が必要なので，レントゲン写真を別の方向から撮影するのと，CTを追加して行うのがよいと思います。

患者：わかりました。

——30分ほど経って，CT画像（図2）が届いた。

尚子：これですね。CTで見ると，しっかり骨折してますね。

亮一：有鈎骨の鈎骨折だね。手根管撮影でもよく見ればわかるが，この骨折を知らないと診断できない。

尚子：何事も，経験と勉強が大切だってことですね。

亮一：治療法は，ギプスによる保存療法か，骨片摘出あるいは骨接合術のどちらかだ。判断は整形外科に任せることになるので，今日のところはギプス・シーネ固定と整形基本セットだな。

尚子：おまかせあれ！

——尚子は，再び患者を診察室へ招き入れて，病状を説明した。そして，掌側からのギプス・シーネ固定を行い，整形外科受診の予約を取った。

6 手関節・手 | 症例5

子供の手関節痛

10歳，男児。体育の授業中に転倒して，右手を突いた。疼痛が強いため，保健室の養護職員と母親とともに来院した。

若木骨折を見逃さない

──研修医・万里小路尚子は，病歴を聴取し，診察をはじめた。右手関節周囲に軽度の腫脹があるが，創傷はない。右手関節よりやや近位に圧痛がある。手関節の掌背屈や，前腕の回内外の自動運動は可能であるが，疼痛を訴える。手指に感覚障害はない。

尚子：骨折している可能性があるので，まずレントゲン写真を撮影しますね。

──珠子ナースの案内で，患児と付き添いの一行はレントゲン室へ向かった。数分後，電カルにX線写真が表示された。

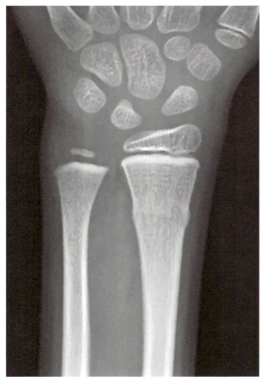 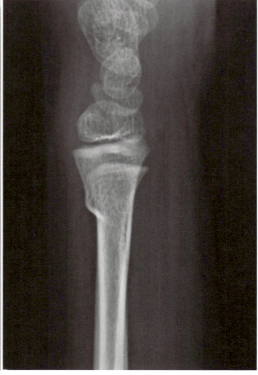

珠子：けっこう痛そうでしたね。やっぱり骨折ですか？

尚子：そう，若木骨折やね。

珠子：どこですか？

尚子：ほら，ここ。ちょびっと盛り上がったように見えるやろ。

珠子：若木骨折というやつですね！

尚子：そうそう。若木骨折の仲間なんよね。若木骨折はグニャッと曲がった骨折のことを言うんやけど，この骨折は全周性にちょびっと盛り上がってるでしょう。

珠子：確かにそんなふうに見えますね。

尚子：Torus fracture って言うんやって。亮一先生に教えてもらったの。

珠子：トーラスって，どういう意味ですか？

尚子：円環とか，隆起とかの意味があるんやけど，この場合は，隆起骨折っていう日本語訳でいいんやと思うわ。

珠子：覚えておきますね。

尚子：うん。師匠にトーラス骨折です！なんて言って驚かせてよ（笑）

珠子：了解です（笑）

尚子：子供の橈骨遠位端骨折は，高齢者より近位側に骨折があることが多いって，亮一先生が言うてはったけど，この子の場合も少し骨幹部よりに骨折があるね。

珠子：患者さん，戻られたようです。入ってもらいますね。ギプス固定の準備しておきます。

尚子：ありがとう。よろしくね。

—— 尚子は，橈骨遠位端の骨折であること，手術は不要だが，4〜6週間程度ギプス固定が必要なことを説明した。そして，珠子ナースの介助を受けながら，前腕からMP関節まで綺麗なギプスを巻き込んだ。

—— 1週間後に整形外科受診の予約を取り，患者さん一行は診察室を出た。それと入れ替わるように，指導医・猪熊亮一が診察室に入ってきた。

亮一：どんな患者さんだったんだ。

珠子：10歳，男児の torus fracture でした！

亮一：よくご存知で！

珠子：へへぇー，尚子先生の受け売りですよ。

尚子：珠ちゃん，言うたらあかんやん！

亮一：そっかぁ。で，どうした？

尚子：前腕ギプス固定して，1週間後に整形受診にしました。

亮一：それで OK だ。

← トーラス torus
186 ページ

6 手関節・手 | 症例6

急に手首が動かなくなった！

43歳，男性。出張で大阪から東京に出てきた。ホテルで朝目覚めると右手が動かない。コンシェルジュに相談して，この病院を紹介してもらった。

診察所見

――土曜日の朝の指導医は，当番制になっている。研修医・万里小路尚子を本日指導してくれるのは，大阪をこよなく愛する翔ちゃんこと指導医・大野翔平である。猪熊亮一や藤崎晋太郎と同期だが，2浪して医学部に入ったので現在36歳である。

尚子：朝起きたら右手が動かないので，ビックリして病院にこられたわけですね。
患者：そうなんですわ。痛くはないんやけど，手首が全然動きよらへんのですわ。
尚子：転んだりしてはりませんか？
患者：お姉ちゃんも関西か？
尚子：京都です。
患者：それにしても先生，べっぴんやなー。
尚子：よう言われますわ！　それで，転んだりしてはりませんか？
患者：しとらん，しとらん。
尚子：痛いところはないけど，手首が動かないってことやねぇ。ちょびっと，右手首をこうやって動かしてみてください。

――尚子に言われたように，右手関節を背屈しようとするが全く動かない。手指のMP関節もしっかり伸展できないようである。尚子は刷毛を取り出して，感覚障害を検査しはじめた。

尚子：ここ，触ってるのわかりますか？
患者：うーん，ちょっと分かりにくいところがあるわ。
尚子：手の甲の親指側がちょびっと分かりにくい感じですね。

――二人のやり取りを後ろで見ていた翔平が，声をかけた。

翔平：典型的な症状やな。
尚子：これは，いったい何が起こってるんですか？

橈骨神経麻痺

尚子：おっと，そうか。学生の時に勉強した drop hand（下垂手）っていうやつですね。

翔平：正解や。

患者：なんですのん？ その「何とかハンド」ってのは？

尚子：橈骨神経という神経が麻痺を起こすと，手首や指が上に上がらなくなるんですよ。今はその状態なんです。

患者：そんなこと，勝手になるんかいな？

翔平：出張で，東京に来はったんですよね。昨夜は飲みませんでしたか？

患者：飲んだ，飲んだ。いっぱい飲んだで。取引先の社長はんと，2時くらいまで飲んでましたわ。先生も関西かいな？

翔平：大阪ですわ。

患者：何や，へんな感じやなぁ。東京におるのに関西人ばっかりやんか（笑）

尚子：ホテルに帰って，そのまま寝はったんちゃいますか？

患者：先生，見とったんかいな（笑）。ソファーの上で2時間くらい寝て，一回目が覚めてトイレへ行ったあとに，ベッドに入ったわ。そういうたら，一回起きた時から，何や手が痺れて動かしにくいなぁとは思ったわ。

翔平：橈骨神経は上腕の裏側を通ってるんですわ。たぶん，右腕を下にしてソファーで寝てはったんですわ。その時に圧迫されて，神経麻痺を起こしとるんやと思います。もう一回右腕を見せてください。

── 患者の右腕を今度は，翔平が診察した。右手関節は屈曲（掌屈）できるが伸展（背屈）できない。手指も同様で，MP・PIP・DIP はすべて伸展できない。右手母指の基部を中心に感覚鈍麻がある。

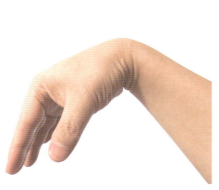

下垂手（drop hand）

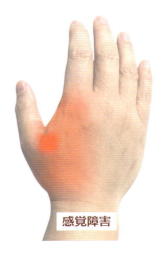

感覚障害

——翔平は,「どこか,痛いところありまへんか？」と患者に聞きながら,肘から上腕にかけて押さえていった。上腕背側中央部を押さえた時に,反応があった。

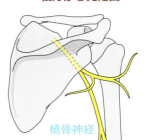
後方から見た図

患者：あっ,そこが響きますわ。
翔平：ここですね,ここで神経が損傷されたんですわ。
患者：治るんでっか？
翔平：普通は,自然に治ります。
患者：よかったぁ。どれくらいで治りますのん？
翔平：せやねぇ。神経の損傷具合にもよるんやけど,だいたい1ヵ月から3ヵ月くらいってところですわ。
患者：治るまで手が使いにくいんやけど,何とかならんかな？
翔平：コック・アップ・スプリントという装具をつけたら,手が使いやすくなるんですけど,ここに置いてないんで副木で作りますわ。尚子先生,作ってあげて。

——尚子は,手関節を背屈した肢位で掌側シーネを装着した。

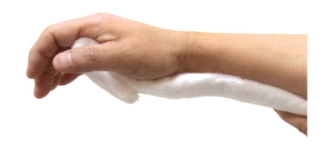
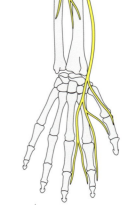

尚子：どうですか？
患者：おおきに。これやったら,何とか仕事できますわ。
尚子：大阪帰らはったら,整形外科受診してくださいね。紹介状書いておきますから。
患者：了解や。

——珠子ナースが,会計へ案内しようとすると…

患者：看護師さんもいかしとるなぁ。女先生と一緒に大阪へ来いひんか(笑)
珠子：おおきにさん。
患者：看護師さんは,関西ちゃうな。イントネーションがちゃうで。
珠子：あきまへんか。
患者：今のは,おうとるわ(笑)。世話なりましたな。ほな,さいなら。

後骨間神経麻痺

尚子：面白い患者さんでしたね。

翔平：ザ・大阪って感じで，懐かしいわ。ところで，尚子ちゃん，後骨間神経麻痺って知っとるか？

尚子：あっ，亮一先生が言ってた気がする！ モンテジア骨折の橈骨頭脱臼に合併することがあるって。

☞ モンテジア骨折
197ページ

翔平：そうなんや。今の患者さんは橈骨神経麻痺やったから，運動麻痺と感覚障害があったやろ。橈骨神経は，肘のところで分岐して後骨間神経になるねん。後骨間神経のことを橈骨神経深枝とも呼ぶやけど，この神経は前腕の伸筋群を支配するんや。この後骨間神経が麻痺することがあるねん。

尚子：麻痺の原因は？

翔平：ようわかってへん。原因不明やな。

尚子：後骨間神経麻痺が起こると，どんな症状になるん？ 橈骨神経麻痺とは症状が違うん？

翔平：手関節を背屈させる筋は，長・短橈側手根伸筋やけど，これは橈骨神経から後骨間神経が分岐する前の筋枝で支配されるねん。

尚子：ということは，後骨間神経麻痺では手関節は背屈できるってこと？

翔平：せやねん。手指の伸筋群と尺側手根伸筋は，後骨間神経からの筋枝で支配されるんや。

尚子：じゃあ，後骨間神経麻痺になると指の伸展ができなくなるってこと？

翔平：そうや。全指のMP関節の伸展が不能になるんやわ。下垂手（drop hand）やのうて，下垂指（drop finger）って言うねん。

尚子：感覚障害は出えへんの？

翔平：後骨間神経は運動性線維のみから成る神経なんで，感覚障害は出えへんね。ただ，腕や肘の痛みが出たあとに発症することが多いっていわれてるんや。

尚子：へぇ～，覚えとこ。

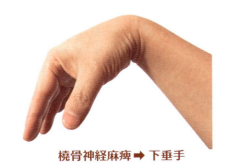

橈骨神経麻痺 ➡ 下垂手

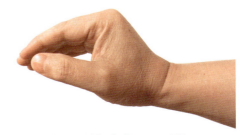

後骨間神経麻痺 ➡ 下垂指

前骨間神経麻痺

尚子：後骨間神経があるってことは，前骨間神経ってのもあるんですか？
翔平：それが，あるねん！
尚子：前骨間神経も橈骨神経から分岐するん？
翔平：ちゃうねん。前骨間神経も運動神経なんやけど，正中神経からの分岐
　　　や。母指の IP 関節と，示指の DIP 関節を曲げる筋肉を支配しとる。
尚子：と言うことは，前骨間神経麻痺では，母指の IP 関節の屈曲と，示指の
　　　DIP 関節が曲げられなくなるってことか。
翔平：そうなんや。前骨間神経麻痺も原因がハッキリしてないんや。面白い
　　　ことに，前骨間神経も後骨間神経も運動神経なんやけど，発症前後に
　　　肘や腕に激痛を生じることが多いんやな。
尚子：覚えておきますわ。

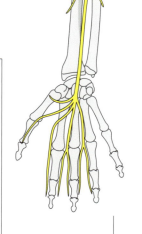

正中神経

前骨間神経
長母指屈筋
深指屈筋（示指）

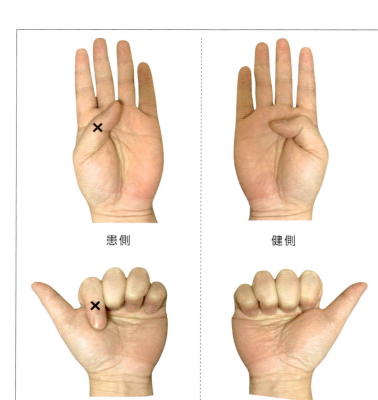

患側　　　健側

脊椎・体幹

脊椎の解剖

頸椎（環椎と軸椎）

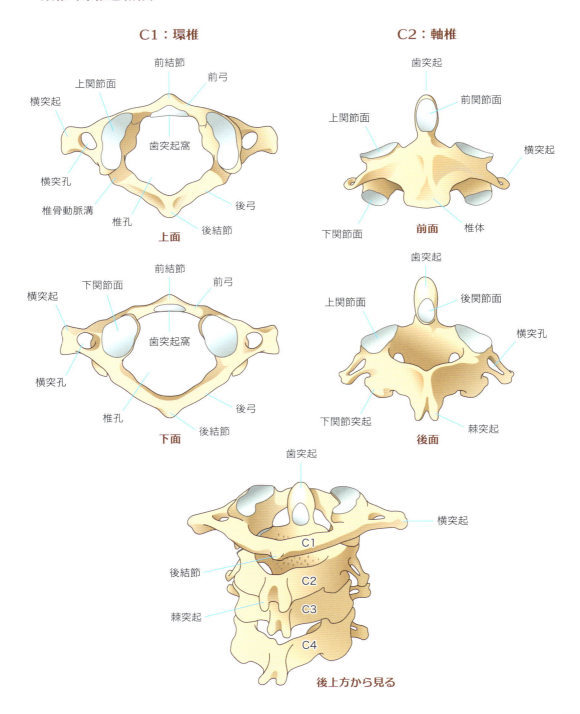

◆ 基礎知識

頸椎

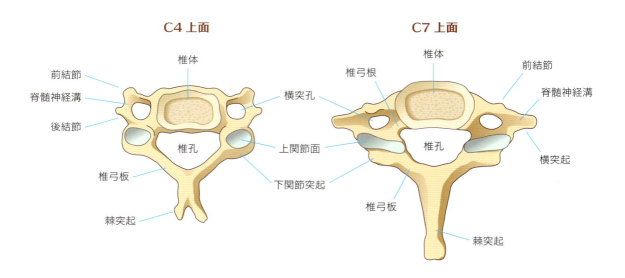

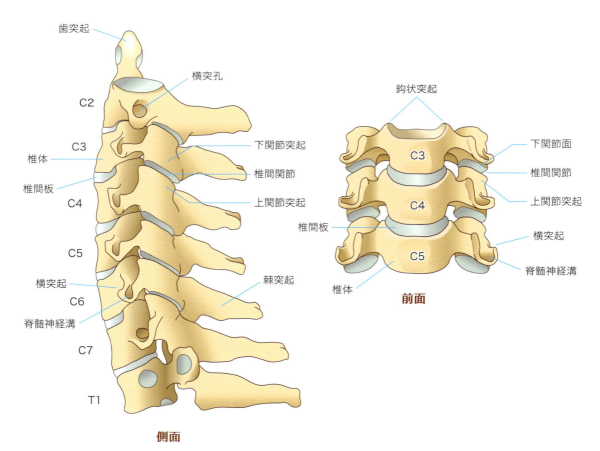

腰椎

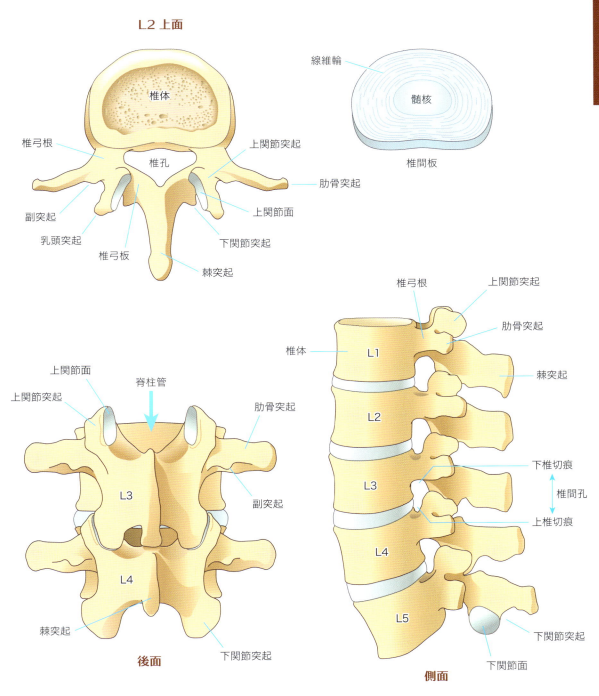

脊髄神経の支配領域

頚髄の支配領域

頚椎と頚髄には約 1.5 椎体のずれがある。各髄節に対応した筋・感覚障害の部位を示す。

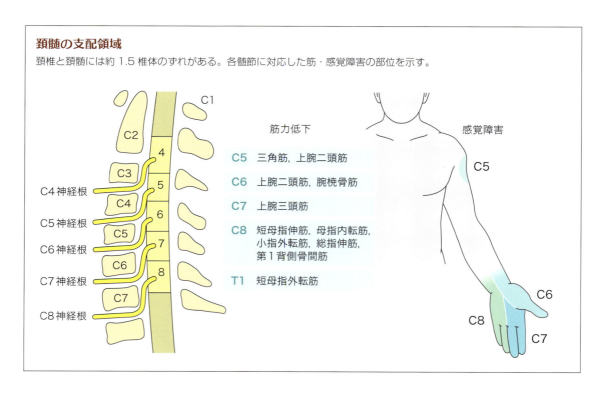

腰髄の支配領域

L4/5 ヘルニアでは L5 と S1 神経根が障害され、L5/S1 ヘルニアでは S1 神経根が障害される。脛骨稜の内側が L4、外側が L5、母趾と第 2 趾の間は L5 固有領域、外果の下方は S1 の固有領域である。

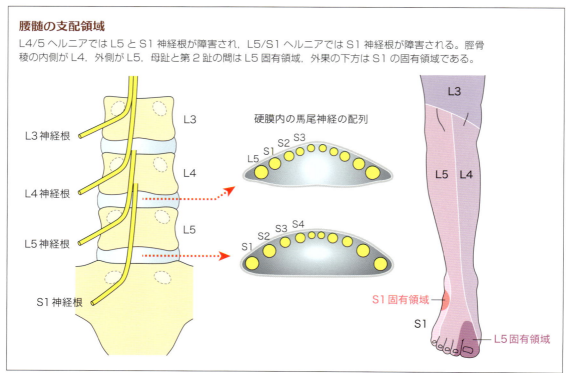

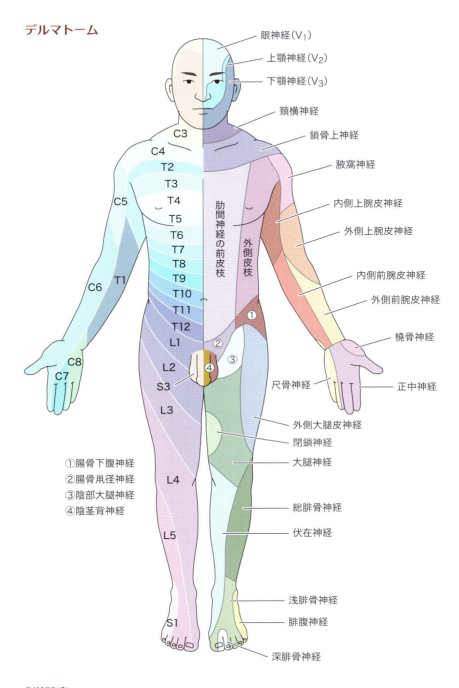

感覚障害

- Hyperesthesia（ハイパーエステジア）　感覚過敏
- Hypesthesia（ヒペステジア）　感覚鈍麻
- Anesthesia（アネステジア）　無感覚，感覚脱失
- Dysesthesia（ディセステジア）自発的な異常感覚
- Paresthesia（パレステジア）　外的刺激で異常感覚

X線単純写真と骨の名称

- 頸椎：外傷では，正面像（図A），側面像（図B），開口位正面像（図C）の3方向撮影が基本です。
- 腰椎：外傷では，正面像（図D）と側面像（図E）が基本です。正面像ではKUBで撮影して，両股関節を含めるか，骨盤正面像を追加して撮影するのがよいでしょう。

図A　頸椎；正面像

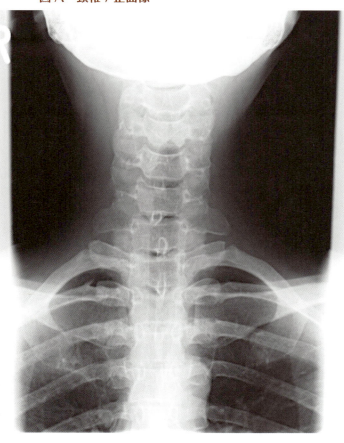
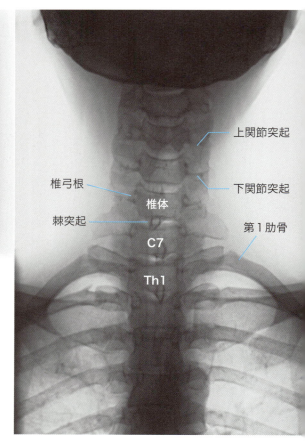

図C　頚椎；開口位正面像

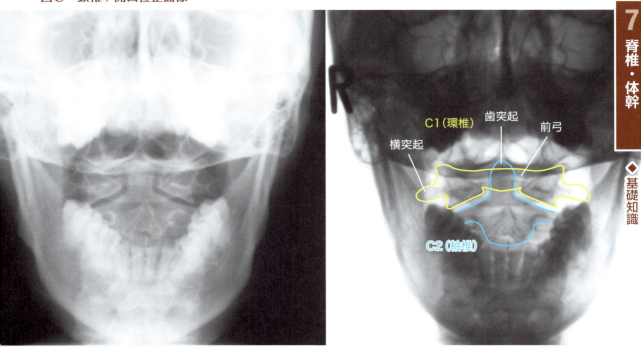

7 脊椎・体幹

◆基礎知識

図B　頚椎；側面像

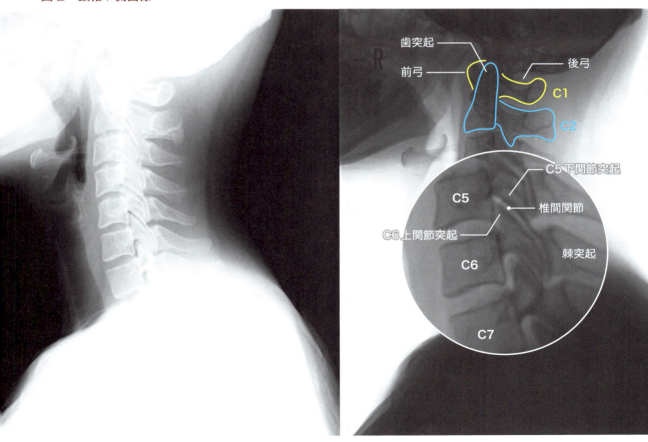

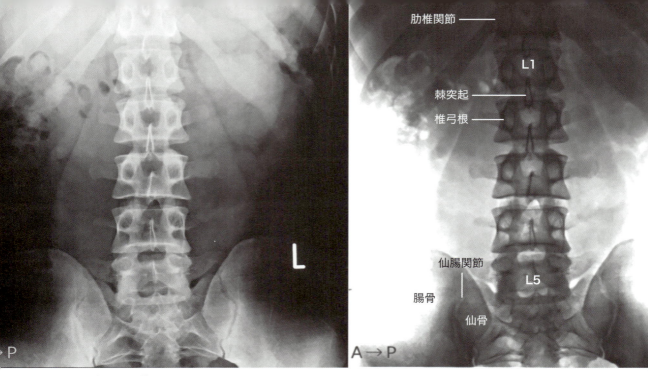

図D　腰椎；正面像

図E　腰椎；側面像

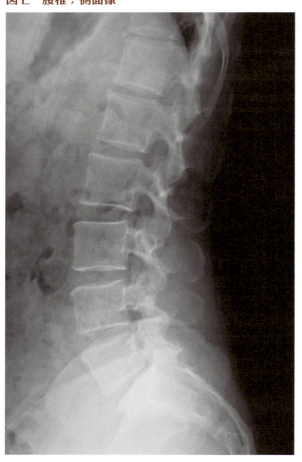
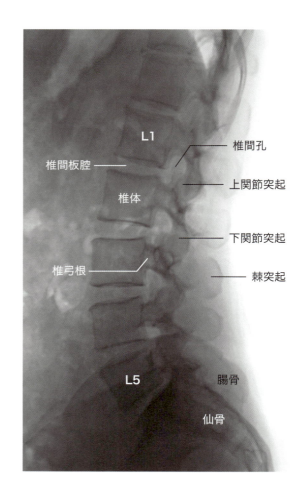

脊柱の可動域

頸椎

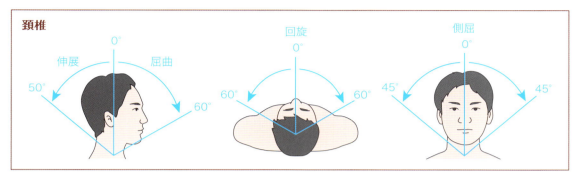

胸腰椎

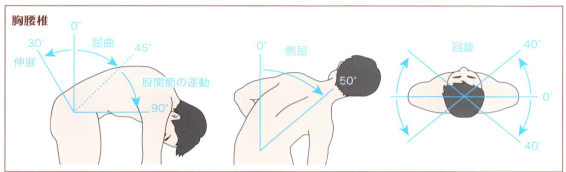

伸展テスト

Spurling テスト

頭部を患側に曲げさせ，さらに頭部に圧迫を加える。患側の頸，肩，腕に疼痛が誘発された場合を陽性とする。

Jackson テスト

頭部をできるだけ後屈させ，さらに頭部に圧迫を加える。患側の頸，肩，腕に放散痛を訴えた場合を陽性とする。

Lasègue（ラセーグ）テスト

Straight Leg Raising test（SLRテスト）のこと。膝を伸展したまま下肢を挙上して，坐骨神経（L5 神経根，S1 神経根）の根症状が誘発されるかを確認する。

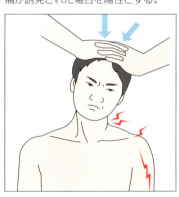

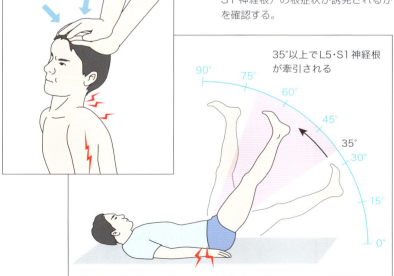

7 脊柱・体幹　症例1

追突事故による頚椎・腰椎捻挫

49歳，男性。乗用車を運転中，交差点で停止していたところ後方から追突された。頚部〜両肩，および腰部の疼痛を訴えて来院した。

診察所見

―― 指導医の猪熊亮一は本日，学会出張のために不在である。代わりに，猪熊と同期の大野翔平（通称，翔ちゃん）が研修医・万里小路尚子とペアを組んでいる。尚子は，交通事故で受傷した患者の問診を始めた。

尚子：交差点で止まっていたところに，他の車に追突されたんですね。
患者：そうです。
尚子：座っていらっしゃったのは，運転席ですか，助手席ですか，後部座席ですか？
患者：運転席です。
尚子：どのあたりが痛みますか？
患者：両肩が痛いですわ。それと腰ですね。
尚子：それは大変ですね。手のしびれとか，足のしびれとかはないですか？
患者：ちょっと，右手がしびれるかなぁ。
尚子：では，少し検査しますので，ジャンパーを脱いでいただけますか？

―― 尚子はまず，患者の頚部から診察を始めた。大きな運動制限はないが，頚椎の前屈で項頚部に少し疼痛を訴える。また，項頚部から両肩および肩甲部にかけて，圧痛がある。上肢に筋力低下はない。患者は右手にしびれを訴えるが，異常感覚はない。深部腱反射は左右差なく正常であり，病的反射はない。

―― 続いて腰部の診察に移った。患者を立たせて，前後屈をさせてみる。指床間距離は10 cmだが，前後屈に大きな運動制限はない。ベッドで仰臥位にさせて，下肢筋力を検査したが，筋力低下はない。SLRは左右とも70°だが，下肢への放散痛はなく，tight hamstringsであった。下肢から足部にかけて，異常感覚はない。下肢の深部腱反射は，左右差なく正常で，病的反射はない。腰部の傍脊柱筋に軽い圧痛がある。

―― 尚子は，頚椎と腰椎のレントゲン検査を行うことを患者に伝え，診察所見を電カルに打ち込んだ。

SLRテスト
249ページ

(O) 頚椎:
可動域制限なし．前屈で項頚部に疼痛（＋）
項頚部から両肩および両肩甲部内側に圧痛（＋）
上肢に筋力低下（−），右手にしびれを訴えるが，
hypesthesia, dysesthesia, paresthesiaはない．

	右	左
BBR	（＋）	（＋）
TR	（＋）	（＋）
Hoffmann	（−）	（−）
Troemner	（−）	（−）
握力	35kg	30kg

腰椎:
腰椎不撓性（−），FFD 10cm，下肢筋力低下なし，下肢感覚障害（−）
下位腰椎の傍脊柱筋に軽度の圧痛（＋）

	右	左	
SLR	70°	70°	Tight hamstringsあり
PTR	（＋）	（＋）	
ATR	（＋）	（＋）	
EHL	5	5	
FHL	5	5	
TA	5	5	

(A) ＃1　頚椎捻挫
＃2　腰椎捻挫

尚子：典型的な，頚椎捻挫と腰椎捻挫やと思います．

翔平：そうやな．

尚子：頚椎捻挫っていうのは，頚部や頭部を支えている筋肉や靭帯などの損傷って考えたらいいんでしょうか？

翔平：まあ，そんなところやな．「頚部捻挫」「頚部挫傷」「外傷性頚部症候群」も，同じ意味やと思ったらええわ．

尚子：「むち打ち症」ってのも同じですか？

翔平：頚椎がムチのようにしなって頚部の軟部組織が損傷されるってことからついた名称なんやけど，今の車はヘッドレストがついとるやろ．せやから，頚部がムチのようにしなるような損傷なんか起こらんやろう．

尚子：そうやね．

翔平：ま，それだけが理由やないんやろうけど，「むち打ち症」という言葉は，今は使わへんなぁ．

頚椎の骨折を見逃さない！

尚子：頚椎捻挫って，診察と X 線写真だけで診断できるもんなん？

翔平：X 線でわかるような骨折や脱臼があれば，それが診断名になるやろ。

尚子：あっ，そうか。ということは，X 線写真で頚椎に骨折や脱臼がなくて，頚が痛かったら，頚椎捻挫になるってことですね。

翔平：外傷なら，そうやな。

尚子：もし，X 線写真でわからんような骨折がある場合はどうするん？

翔平：頚椎捻挫は，ほとんどが車同士の交通事故で起こるもんや。今回のように，停車中に追突されたくらいのよくある状況で，頚椎の骨折があることは，かなりまれやな。

尚子：逆から言うたら，「まれ」には折れてることがあるってことやね。

翔平：頚椎の椎体骨折や，他には頚椎棘突起骨折，軸椎歯突起骨折，軸椎関節突起間骨折，環椎の前弓や後弓骨折もまれにあるねん。

尚子：ええっ！

翔平：今，言うた骨折は，かなり強い外力が加わった時に起こるんが普通やし，受傷機転も頚椎捻挫とちょっと違うのもあるんやけどな。どっちにしても，まれに起こるから困るんや。頚椎捻挫くらいの外力やと，骨折があっても転位がないことがほとんどで，X 線写真でもわかりにくいねん。

尚子：まれで，かつ，わかりにくかったら，めっちゃ困りますやん！

翔平：そこは，経験と勘で骨折を見つけるんですがな（笑）

尚子：え――っ！

翔平：冗談や。ポイントは 2 つある。まず，頚椎捻挫の時の X 線写真は，正面像，側面像，開口位正面像の 3 方向を基本にしてオーダーすることが大切なんや。側面像は前屈位と後屈位を加えてもええんやけどね。

尚子：ポイントは開口位正面像を含めることなん？

翔平：せやで。歯突起骨折，環椎骨折はこれでわかることが多いんや。開口位正面像で何か怪しそうやったら，すぐに CT 撮影やな。

尚子：なるほど。

翔平：ポイントその 2 は，痛み具合。骨折してたら，普通の頚椎捻挫よりだいぶ痛がらはるねん。まあ，普通の頚椎捻挫でもめっちゃ痛がらはる人もおるけどな。

尚子：症状をしっかり聞くということですね。

翔平：それと，しっかり触れてみることやな。棘突起骨折やったら，折れてるところを触れられるわけやから。それで，何かいつもと違うと思ったら（ここが勘や！），CT や MRI を撮影する。

脊椎圧迫骨折の問題点って？

尚子：頚椎捻挫や腰椎捻挫で，他に注意しておくことはありますか？

翔平：高齢者，特に高齢女性が受傷した場合には，注意が必要や。

尚子：Fragility fracture（脆弱性骨折）ですね！

翔平：さすが，整形外科医を目指してるだけのことはあるな。高齢女性が腰背部痛を訴える場合は，交通事故に限らず，骨が弱くなってることを常に念頭においとかなあかん。

尚子：脊椎圧迫骨折？

翔平：そうそう。「脊椎椎体骨折」って呼ぶこともあるけどね。

尚子：胸腰移行部あたりに多く発生するんですよね。

翔平：その通り。下位胸椎と上位腰椎が好発部位や。けど，問題があるねん。

尚子：問題って何なん？

翔平：1つ目の問題は，受傷直後のX線写真で骨折がハッキリしてない場合があることなんや。

尚子：ハッキリしない脊椎椎体骨折は，その後，どうなるん？

翔平：ハッキリしないまま治ってくれたら問題ないんやけど，高齢者で骨が弱い場合は，圧迫骨折が進行していく場合があるねん。例えばこの症例（図1），L1の

図1　腰椎L1椎体骨折

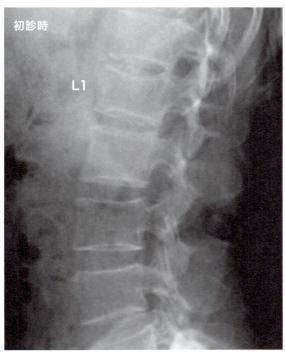
初診時

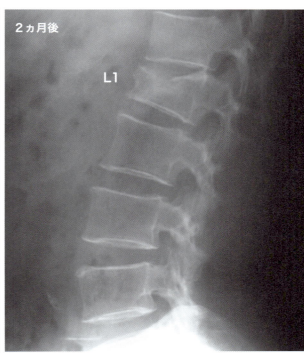
2ヵ月後

椎体骨折だが，初診時は変形が小さく確定診断できなかった．その後2ヵ月でどんどんつぶれてしまった．つぶれて変形している間は，普通はずっと痛がらはるよ．
尚子：最初に撮影したX線写真で骨折がないと判断した症例でも，腰背部痛が続く場合は，要注意ですね．
翔平：その場合は，X線写真を再検査したらわかるんやけどな．交通事故に限らん話で，高齢者の頑固な腰背部痛は椎体骨折が潜んでいることがある．特に交通事故の場合には，「X線でわからんかっても折れてることがありまっさかい，あまり痛む時は言うてくださいや」って説明しとかんと．

翔平：2つ目の問題は，1つ目とは反対の問題や！　何やと思う？
尚子：反対……？　「X線写真で椎体骨折はあるけど，実際はない」ってこと？？
翔平：ええ線いっとるで．
尚子：そっか，わかった！
翔平：言うてみぃ．
尚子：X線写真で脊椎の椎体骨折はあるけれど，「その骨折が本当に交通事故で生じたかどうかわからない問題」じゃないでしょうか？
翔平：大正解や．
尚子：私って，やっぱり凄いよね（笑）
翔平：高齢者の場合，事故前から椎体骨折が生じている可能性があるわけや．
尚子：それで，事故直後のX線写真で椎体骨折があっても，本当に交通事故で生じたものなのか，事故前からあった骨折なのかがわからない．
翔平：そうや．新鮮骨折なのか，陳旧性骨折なのか．どうやって鑑別したらええと思う？
尚子：該当する部位の叩打痛を調べる．
翔平：悪くはないな．他には？
尚子：画像診断ですかね．MRIを撮影する．
翔平：新鮮骨折か陳旧性骨折かをハッキリさせるには，MRIを撮影するしかないと思うわ．椎体内にT1低輝度像，T2高輝度像が見えれば，出血や浮腫像と判断して新鮮骨折と診断する．なければ，陳旧例やな．STIR像も有用や．
尚子：早期診断のためには必要な検査なんですね．
翔平：特に交通事故で椎体骨折があれば，できるだけ早くMRIを撮影して，新鮮骨折か陳旧性骨折かを鑑別しておく必要があるねん．なぜかっちゅうと…

——　その時，珠子ナースが声をかけた．

珠子：X線写真ができました．

X線所見

—— 尚子と翔平は，電カルの画面を操作してX線写真を表示した。

尚子：骨傷はないですけど，ちょびっと変形があるようです。

翔平：頚椎（図2）にはどんな所見がある？

尚子：正面像では，アライメントの異常はないですが，C5/6のルシュカ関節の狭小化があります。側面像では，生理的前弯が消失していて，C5/6，C6/7の椎間板腔の狭小化，C5/6レベルで骨棘形成もあって，硬膜管内に骨棘が突出しています。開口位は特に異常なしです。

翔平：外傷性の変化は？

尚子：骨折，脱臼はなし。後咽頭腔幅（retropharyngeal space ①）も気管後腔幅（retrotracheal space ②）も問題ないと思います。

翔平：せやな。どういう解釈になる。

尚子：変形性頚椎症の所見はあるけど，外傷性変化はないといえるので，「変形性頚椎症を有する患者の頚椎捻挫」と診断します。

翔平：合格や。

> ルシュカ関節
> 頚椎の鈎状突起（ルシュカ突起）が上位椎体と接している部分。

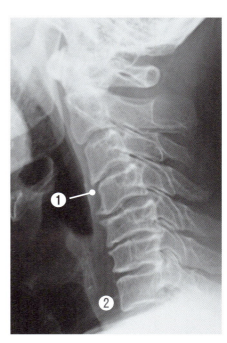

図2　頚椎3方向撮影

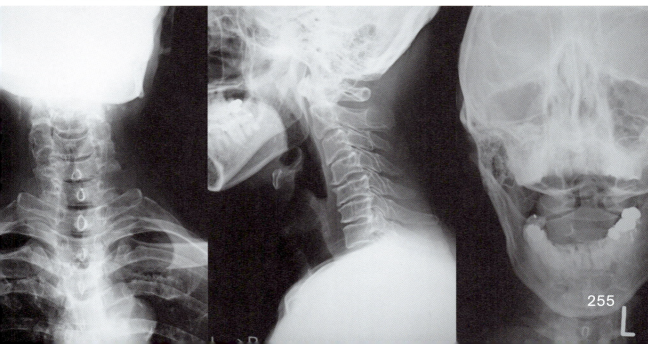

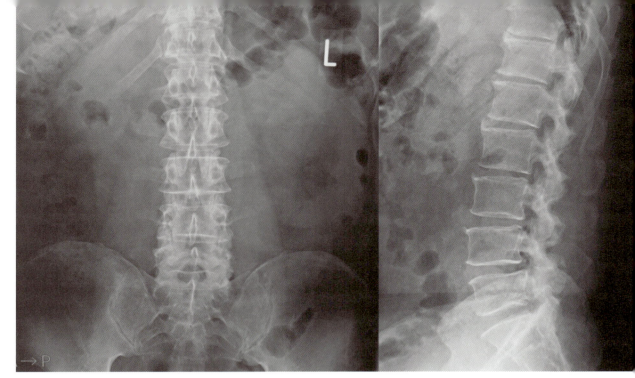

図3

翔平：腰椎（図3）はどうや？
尚子：正面像では，アライメント異常なし。腸腰筋陰影の消失はないです。Pedicle signもないですね。側面像では，アライメント異常なし，すべりもなし。椎体骨折もなし。椎間板腔は上位腰椎で少し狭小化がみられ，小さな骨棘形成もあります。
翔平：解釈は？
尚子：「軽度の変形性腰椎症を有する患者の腰椎捻挫」と診断します。
翔平：合格やな。治療はどうする。
尚子：49歳と若いですし，頚部痛・腰痛の症状は軽く，神経学的異常所見もないので，局所安静と消炎鎮痛剤，外用剤処方でいいと思います。
翔平：それでええやろ。

交通事故の場合，診断書はどうするか

——尚子は患者を診察室に入れ，病状を説明し，翌日に整形外科を受診するように伝えた。すると…

患者：警察に診断書もって来いって言われたんですけど，先生お願いできますか？

―― 翔平が後ろから，声をかけた．

翔平：すみませんね．病院の決まりで，時間外は正式な文書を発行できないことになっているんです．ご不便をかけて申し訳ございませんが，明日，整形外科を受診された時に言ってもらえますか？ カルテにも診断書希望と書いておきますから．

患者：わかりました．じゃあ，明日もらいますわ．ありがとうございました．

―― 患者さんが出ていったあと…

翔平：軽めの交通事故で，入院が不要な人の警察に出す診断書は，最初に病院にこられた時に書いておくのが本当はいいんやでぇ．

尚子：えっ，後日やとあかんのですか？ 頚椎捻挫の診断書は整形外科の先生に書いてもらわなあかんのちゃうん？

翔平：警察に出す診断書は，何のために必要やと思う？

尚子：そう言われると……，ようわかりません．

翔平：道路交通法で，交通事故に遭った時は，運転者などは警察官に当該交通事故における負傷者の負傷の程度を報告せなあかんことになってるんや．なんで必要かというと2つ．

翔平：1つ目．「交通事故証明書」っていう法的書類を作成するための資料に使われる．交通安全センターっていうところでこの書類を取るとき，人身事故の場合は障害の部位・程度を記載した医者の診断書が必要なんや．でもな，この「事故証明」にはどこにも障害の部位とか程度とかは記載されてへんねん．不思議やろう．

尚子：不思議やねえ．

翔平：大事なんが2つ目．交通事故を起こしたら，加害者は交通違反行為をしたちうことで，反則切符を切られる．道路交通法では，障害の程度を治療期間で判断しはるようなんや．簡単にいうと，治療期間で違反点数を決めはるねん．

尚子：なるほど．それで警察用の診断書では「全治〇〇日を要す見込み」なんていうのがフォーマットになっている病院があるんやね．

翔平：そうなんや．治療期間によって，だいたい行政処分の程度が決まっててな，15日未満（違反点数は2〜3点），15日以上30日未満（免停30日間），30日以上3ヵ月未満（免停60日間），3ヵ月以上（免停90日間）ぐらいが基本なんやて．飲酒運転やスピード違反や安全義務違反が加わると，処分はさらに重くなるそうなんやけどな．

尚子：じゃあ，極端な話，診断書で警察が知りたいのは治療期間だけなん？
翔平：まあな。傷病名なんか捻挫・打撲か骨折か，ぐらいしか見てはらへんで，多分。
尚子：へぇー，そうなんや。

翔平：俺が研修医の頃にな，乗用車と衝突して頭とか，胸とか，殿部とか，足とか，そこらじゅう痛いっていう打撲の患者さんが来はったわけよ。
尚子：それで，診断書を書いてくれって言わはったんですね。
翔平：そうそう。それで，指導医の先生がな，「こんなのは全身打撲って書いておけばええんや」って言うて，「傷病名全身打撲，治療期間全治2週間の見込み」って書かはったわけ。
尚子：ふむふむ。
翔平：そしたら，その指導医のさらに上の偉い先生がな，「大学病院で全身打撲なんていういい加減な診断名はあかん！　ちゃんと頭部打撲，胸部打撲，殿部打撲て書くべきや」って叱りつけたわけよ。
尚子：でも，警察が欲しいのは大まかな傷病名と正確な治療期間なんですよね。
翔平：だから，ほんまは全身打撲で全然問題あらへんねん。偉い先生の言わはることは，民事訴訟では大切になるんやけど…。

治療期間はどう書く？

翔平：ついでに言うと，正確な治療期間なんてわからへんやろ？
尚子：そりゃまあ…。せやから，「見込み」を書くんやないの。
翔平：いやいや，その「見込み」からして，医学的にはあやしいわけよ。
尚子：頸椎捻挫の場合，1〜2週間の治療期間で書くように，亮一先生に教えてもらいましたが…。
翔平：それでええんや。ただ，ほんまに2週間で治るんかいうたら，そうでもないやろ。病理学的にいうたら，軟部組織損傷の修復には3ヵ月かかることになっとるわけやんか。
尚子：そうなんですね。医学的には，頸椎捻挫は全治3ヵ月を要す見込みになっちゃいます。
翔平：せやろ。でも，警察が欲しいのはそんな詳しい医学的な情報やない。ぶっちゃけた話，どの程度のケガやったんかだけが知りたいわけなんよ。松竹梅くらいのランク付けなんや。そんなこと言うたら叱られるけどな。
尚子：なるほどね。

翔平：そのあたりの事情を察して診断書を書かなあかんねん。昔，交通事故で，車と

は接触してないのに，ビックリして転んで尻もちをついた患者さんが来はってな．転位のない尾骨骨折だったんや．その時，初めて尾骨骨折を診たんやけど，先輩から「尾骨骨折はなかなか痛みがとれん．ひどいのになると半年ぐらいかかる」って話を聞きかじってたんよ．

尚子：翔平先生，診断書に全治6ヵ月とか書かはったん？

翔平：そこまでは書かんかった．全治3ヵ月って書いたんよ．

尚子：免停90日の行政処分か！　どうなったん？

翔平：警察から，もう少し期間を短くできませんか？　って，すごく丁寧な指導が入ったわ（笑）．俺が無知やったんやな．あれ，なんでこんな話になったんや？

尚子：警察に出す診断書は，できれば当日に書くのが良いって話．

翔平：おう，そうやそうや．患者さんが翌日にちゃんと来てくれはったら，その時に書けばええねんけど，なかには3週間も4週間も経ってから再診しはって，警察に出す診断書くださいと言わはる場合があるねん．これ困るでぇ，どう書くねん．「頚椎捻挫，初診日から全治2週間」って書こうと思ってもやな，もう4週間たっとるがな．

尚子：確かに困りますよね．他の病院で初期治療されて，転院してきたけど，まだ診断書をもらっていない，なんていう場合も困ります．

翔平：それも書き方が難しい．俺は，例えば頚椎捻挫やったら，転院した日（その病院での初診日）から1週間とか2週間って書いとる．それで警察から困る言われたことないから，大丈夫やと思うわ．

尚子：じゃあ，受傷から4週間たってから診断書が欲しいって言わはった時も，その時点からの診断書を書くしかないんでしょうね．

翔平：そんなわけで，警察に出す診断書は，入院の必要がない交通事故患者には，最初に診た時に診断書を書くのがいいと俺は個人的には思っているんや．ただ，どこの病院でも，時間外は診断書を発行できないから断れ，となっている．まれに骨折が見逃されることもあるから，病院側の考えもわかるんやけどね．

どこで「症状固定」とするか？

翔平：交通事故なんかの第三者行為での受傷で，より正確な傷病名が問題になるんは，実は民事の方なんや．

尚子：どういうこと？

翔平：交通事故の場合，頚椎捻挫にしても，骨折にしても，普通は数ヵ月経過したら「症状固定」っていうのを決めないといけない．

尚子：いわゆる，打ち切りってやつですか？

翔平：そうや。どういうふうになってるかというと，まず，怪我する前の患者さんの健康状態が100%とする。交通事故で何らかの怪我をしたら，もとの健康状態から当然悪くなるわけや。例えば60%になったとしよう。

尚子：健康状態100%が，交通事故で60%になった。

翔平：手術するか，保存療法でいくかは，もちろん怪我の状況によって違うけどな。数ヵ月間治療したとしよう。骨折なら，ちゃんと骨癒合するまで治療するわけや。それで完全に元通りの健康状態に戻ったら，何も問題ないよな。

尚子：そりゃあ，せやわ。

翔平：治療費は，患者さんが良くなるまで，自賠責保険と任意保険から支払われるんやけど，良くなったかどうかの判断は医者がせなあかん。100%治癒したら問題はないんやけど，何らかの障害が残る場合もある。例えば80%までは回復したけど，これ以上の回復は難しいってことになったら，そこで賠償保険での治療は終了となる。それが「症状固定」ということや。

尚子：あとの20%はどうするん？

翔平：そこは，後遺障害診断で評価しましょうってことなんや。具体的には，残った障害に見合うお金が支払われるわけやな。100%まで回復しなかったんで，残った20%は後遺障害やという考え方やな。

尚子：もうこれ以上の回復は難しいって，どうやって決めるん？

翔平：そこやんか，難しいのは。一般的には，<u>すでに十分な治療が施行されていて，直近3ヵ月間は対症療法が中心で，その間に症状の改善がなく，新たな検査や治療が予定されていない場合</u>に，「症状固定」とすることになっとる。こういうふうに決めとかんと，いつまでも治療を続けることになるやろ。

尚子：確かにそうですね。

翔平：ところが，お金が絡むので，簡単に話が終わらないこともあるんよ。後遺障害等級認定の問題もあるし，ちゃんと治療やったんかとか，この治療は事故とは関係ない治療ちゃうんとか，いろいろ揉めるわけよ。あれ，何でこんな話になったんやったっけ？

尚子：正確な傷病名は，民事の方が大切だって話でした。

翔平：そうやった。異議申し立てとか民事裁判になった時に，例えば，この症状はいつ頃から出てきて，こういう傷病と診断して，こういう治療しましたっていう正確な情報が必要になる。せやから，カルテには，どういう症状に対して，どういう診断をつけて，どういう治療したかを，しっかり書いておかなあかんのや。もちろん，交通事故だけやのうて，それ以外の場合でも同じやけどな。

尚子：よ〜く，わかりました。

7 脊柱・体幹 症例2

側胸部の打撲

70歳，男性。酒に酔って転倒し，右側胸部を打撲した。痛みが引かないため，家族に連れられて来院した。

―― 研修医・万里小路尚子は，電カルのレントゲン写真（図1）をじっくり眺めて，「ここだ！」と大声を発した。後ろで見ていた翔平は，大笑いした。

翔平：尚子はいつも元気でいいねぇ。

尚子：すみません（笑）。だって，肋骨骨折の診断は，初心者にはけっこう難しいんですよ。

翔平：肋骨は背骨にくっついとるやろ。そこを起点にして，後ろの方から前に向かって1本ずつ肋骨の輪郭を追跡するように見ていったらええねん。

尚子：なるほど。

翔平：気胸とか血胸とかになっとったら話はちゃうけど，肋骨骨折なんてバストバンド巻いて，消炎鎮痛剤と湿布薬だけ処方しといたらええねん。たいていは1〜2ヵ月もしたらあんじょうなる（きちんと治る）んやから。

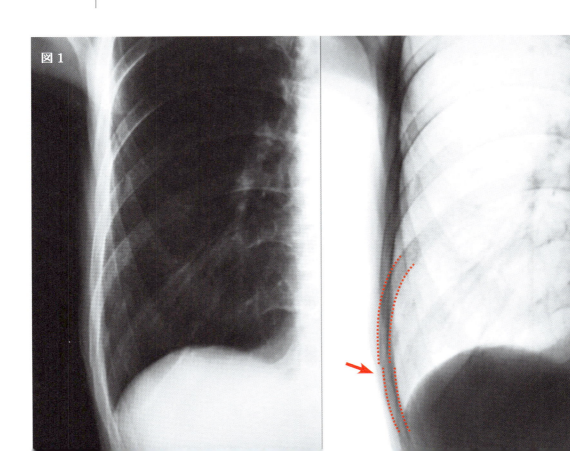

図1

肋骨の occult fracture

尚子：X線写真で肋骨骨折があらへん時はどうするん？

翔平：患者さんが胸や脇が痛い言うてはるけど，レントゲンで肋骨骨折がわからん時，どうしたらええんかっていうことか？

尚子：そうそう。

翔平：そんなもん簡単やがな。「折れてるかもしれまへんけど，今日撮影させてもろたレントゲンでは，肋骨が折れとるかどうかハッキリせんのですわ。なんせ，肋骨ちうのは，割り箸ぐらいの大きさの骨がグーッと曲がっとるんで，レントゲンの撮り方によっては骨折しとってもキッチリ見えんことも多いんですわ。せやけど，心配おまへんで。まず，肋骨骨折ちうのは絶対治るんですわ。2ヵ月もしたら，なんもせんでも痛いのすーっと良うなります。そう言うても，もし折れとったらて心配したはるんでっしゃろう。心配いりまへん。肋骨骨折の時に使うサラシみたいなバンド，処方しておきまんがな。これ巻いとったら，痛みも大分ましになりまっさかいな。痛み止めと湿布薬も出しときます。1週間したらまた来ておくれやす。ほな，さいなら」って言っといたらええねん。

—— 尚子と，珠子ナースは大爆笑した。

珠子：そんなあやしい関西弁で説明する先生，いないですよ（笑）

翔平：「あやしい関西弁」て，俺はネイティブやし。内容も，間違ごうたことは言うてへんで。肋骨は曲がった細長い骨なんで，折れとっても単純X線写真ではわからんことがけっこうあるんや。X線写真で1本だけ折れてると診断しても，実は3〜4本折れとった，なんてことはようあるんや。

尚子：そうなんや。

翔平：せやさかい，あんまり自信満々で「2本骨折してまっさ」なんて言うたら，あとでえらいことなるで。"Not less than 2本"が正しい言い方やな。

尚子：「少なくとも2本は骨折してはる」って言うんやね。

翔平：そういうこっちゃ。患者さんが胸痛い言うてんのに，X線写真見て「あー，肋骨は骨折してないから。湿布でも貼っておいたら，そのうち治るよ」なんてのが一番あかん。

尚子：肋骨骨折は2ヵ月ほどで治るんでしょ？　それならええんちゃうん？

翔平：昔のお医者様はそれでよかったんやけど，今はちゃうでぇ。あとから骨折がわかった日には，たとえそれが，放っといても治るような転位のない肋骨骨折でも，えらい剣幕で怒り出す患者さんがおるんや。ちゃんと説明しておかんと。

尚子：肋骨骨折のocccult fractureでは予防線を張っておくことが大切なんですね。

翔平：亮一に教えてもろたんやな，occult fractureって言葉。でも，肋骨骨折で折れてんのがわからんのは，撮影方向の問題が大きいと思うけどな。

尚子：骨折部の接線方向にしっかり撮影できれば，たいていは診断できるってことですか？

翔平：よう調べたことはないけど，たぶんせやと思うで。患者さんが痛いって言うてはる場所を中心に，少しずつ角度を変えて何枚もX線撮影したら，たいていの肋骨骨折は診断できると思うわ。

尚子：そしたら，胸部CTを撮影したらええやんか。

翔平：その通りや。ただ，普通のCTの横断像ではあかんねん。立体的に曲がっとる細長い骨を断面で見ても，折れてるところなんかわかるはずないやろ。

尚子：そうか。ほとんど転位してない骨折を問題にしてるんやからねえ。ズレてる骨折はX線写真でわかるもん。ズレてない肋骨骨折を横断像で評価するのは難しいわ。

翔平：じゃあ，どうしたらええと思う？

尚子：わかった，3D-CTで見ればわかるはずや。

翔平：その通り！　たぶん今の技術なら，骨条件のMPR像（図2）で胸骨や脊椎，3D-CT画像（図3）で肋骨を見るのが一番確実に診断できると思う。俺はそうしてるねん。胸骨骨折もレントゲンではわかりづらいことが多いしな。

図2　MPR像（骨条件）で見た胸骨骨折と椎体骨折

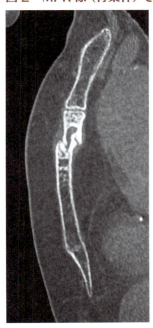
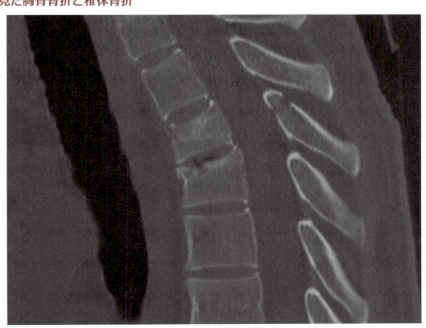

3D-CT で見ると…

尚子：この患者さんも CT 撮影した方がよかったん？

翔平：尚子が単純 X 線で見つけた骨折以外にも怪しいところがあったんで，念のために追加でオーダーしといたわ。もうできてるんちゃうか？（**図3**）

尚子：うわぁー，1本じゃなくて，いっぱい骨折してるわ，右の肋骨。

翔平：せやろ。仮骨ができて癒合してるところもあるし，全部が新鮮な骨折やないけどな。古い骨折が混じってるから，何回も転んではるんとちゃうかな。家族に病歴をよう聞いといた方がええよ。神経疾患や，アルコール依存症とかあるかもしれん。あと，多発性骨髄腫な。

尚子：ラジャー！

―― 尚子は，患者さんを診察室に入れ，肋骨が骨折していることを説明し，バストバンドを処方して患者の胸に巻いた。全科の病名欄をチェックすると，アルコール依存症であることがわかり，内科のカルテを読むと，これまでに酒に酔ってよく転倒していることもわかった。

図3　3D-CT

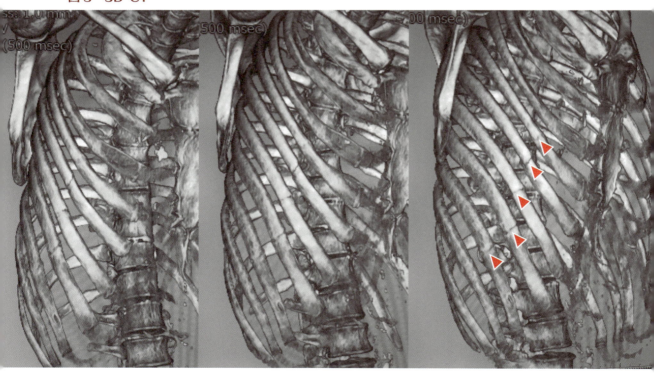

7 脊柱・体幹　症例3

受傷機転不明の左胸部痛

66歳，男性。左側胸部痛を主訴に来院。よくわからないが，今朝から左脇が痛いという。少し息苦しそうで，前かがみになっている。

診察所見

—— 研修医・万里小路尚子は，一所懸命に病歴を聴取しているが，なかなか上手くいかないようである。

尚子：左脇が痛いのですね。
患者：……
尚子：転んだりしてませんか？
患者：よく，わからん。
尚子：転んだか，ぶつけたか，よくわからないんですか？
患者：よく，覚えてない。
尚子：でも，左脇が痛い？
患者：ここが痛い。

—— と言って，患者は左脇を指さした。指導医・大野翔平が声をかけた。

翔平：すみませんが，服を脱いで見せていただけますか？
患者：全部，脱ぐんか？
翔平：お願いします。

—— 患者はジャンパー，ポロシャツ，アンダーシャツを脱いだ。尚子と翔平が診察する。左側胸部が少し腫れていて，その部位の肋骨に圧痛がある。皮膚にはそれ以外の変化はない。どうやら左側胸部を打撲しているのは間違いなさそうである。

翔平：昨夜，お酒を飲みませんでしたか？
患者：飲んだよ。
翔平：酔っ払ってて，昨夜のことよく覚えてないってことですね？
患者：……（無言で頷く）
翔平：骨折してないか，レントゲン写真を撮影します。

外傷がはっきりしない側胸部痛

――翔平は，左肋骨2方向と胸部正面像をオーダーした。珠子ナースが患者をレントゲン室へ案内する。

尚子：今日は胸部打撲の患者さんが多いですね。しかも，どうやらお酒がらみで。
翔平：せやな。今の患者さんは，おそらく外傷があったんやと思うけど…。外傷がハッキリせえへんで，脇が痛いって訴える患者さんの場合には，何を考える？
尚子：心筋梗塞をはじめとする心疾患とか，自然気胸とか。
翔平：そうやな。胸痛が主訴の場合には，心臓・大血管系，肺・呼吸器系，消化器系，神経・筋・皮膚なんかの疾患も考えなあかんやろ。肋骨がある部分の側胸部痛を訴える場合はどうや？
尚子：うーん，何やろ？
翔平：痛みにもいろいろあるけど，特にピリピリとかヒリヒリ痛いっていう場合に，見逃しやすい疾患があるねん。
尚子：あっ，わかった。
翔平：いうてみ。
尚子：帯状疱疹。
翔平：正解や。さっきあげた胸痛を主訴にする疾患も鑑別にはなるんやけど，整形外科を受診する患者さんで，時々みるのが帯状疱疹なんや。呼吸器や循環器の症状がなかったら，患者さんは整形外科を最初に受診するやろ。せやから，必ず発疹がないかどうかチェックせなあかんで。
尚子：なるほど。それで，すぐに服を脱いでもらったんですね。

翔平：外傷の所見があるかどうかチェックしつつ，発疹の有無を必ず見とかなあかんで。帯状疱疹では，発疹が出るより前に痛みだけ訴えることも多いけどな。側胸部痛が出てから発疹が出るまで4週間もかかった患者さんもいはったわ。原因がわからんので，胸椎のMRIまでチェックしたけど何にもあらへん。わからんなぁ，いうて経過みてたら発疹が出てきた。
尚子：へえー。
翔平：内科の先生でも，胸のレントゲンと心電図だけみて，整形へ回す人もおるねん。脇みたら発疹出てるやん，ていうケースもあったそうや。亮一が言うとったわ。
尚子：ちゃんと皮膚の状態を確認することが大切なんやね。
翔平：せやで。

X線所見

―― 電カルで画像が確認できるようになったので，尚子はPACS画面を出し，肋骨を撮影した2枚のX線写真（図1）を画面に表示した。

翔平：どうや？

尚子：うーん。骨折は，ないように見えますわ。患者さんが痛い言うてはる左側胸部の肋骨を1本ずつ追ってみても，骨折はハッキリせえへん。

翔平：せやなぁ。ハッキリした骨折線は見えへんな。でも，ちょっと気になる所見があるわ。もう1枚，X線写真あるやろう。見せてみぃ。

図1　肋骨2方向撮影

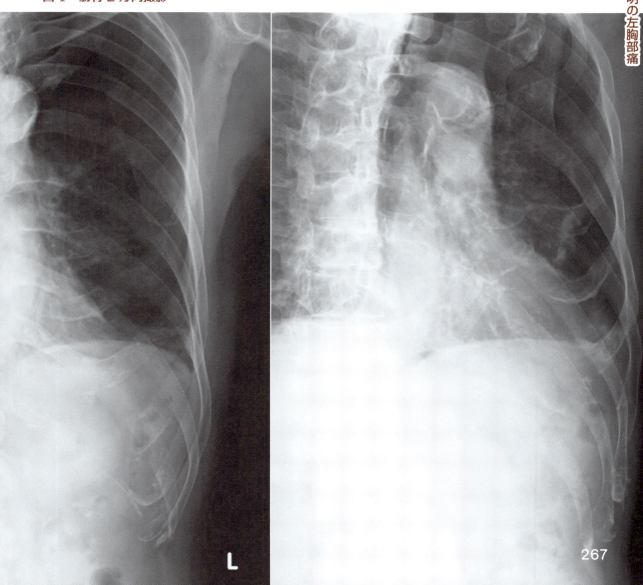

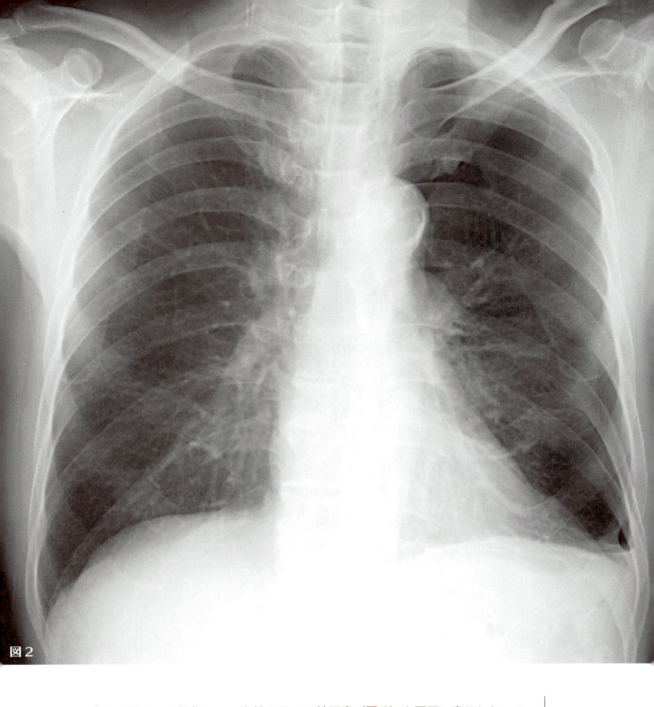

図2

―― 尚子は電カルを操作して，胸部正面のX線写真（**図2**）を画面に表示した。ひと目見るなり，翔平は「おっ，これは…」と，小さな声でつぶやいたが，尚子には聞こえなかった。

尚子：うーん。やっぱり，私には肋骨骨折はないように見えます。
翔平：尚子ちゃん。このX線写真，よう見てみ。異常所見があるで！
尚子：えっ。肋骨骨折あります？
翔平：肋骨骨折は見えへんけど，多分，骨折してると思うわ。

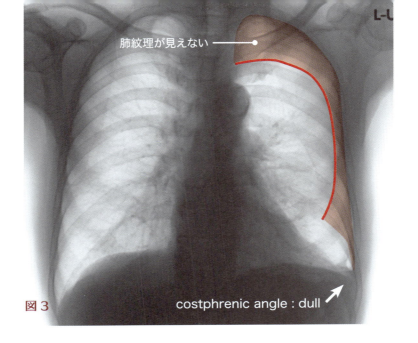

図3

肺紋理が見えない

costphrenic angle : dull

尚子：見えへんけど骨折はある！？　禅問答みたいやんか！

翔平：この胸部X線写真みて，何か気づかへんか？

—— 尚子は，画面に表示された胸部X線写真をもう一度じっくりと眺めた。

尚子：そう言えば，左の costphrenic angle が dull なように見えます（図3）。

翔平：せやろ．それと，左右の肺紋理を上から下に向かって比べてみ？

尚子：うーん．何とはなしに左上肺野が黒い！　それと，肩甲骨が重なってちょっとわかりにくいけど，中肺野の外側も肺紋理がハッキリしないです．あっ，第5肋骨の後方部の上に何かしらラインが見える．ほらほら，翔ちゃん見て見て，ここだよ！！　わかりますか！

翔平：尚子先生……

尚子：はい！

翔平：俺が教えてるんやけど（笑）

尚子：そうでした…

翔平：それで？

尚子：外傷性気胸やんか！

翔平：正解や．

尚子：それで，「肋骨骨折は見えへんけど，多分，骨折してる」ってことなんや．

翔平：肋骨骨折を伴わない外傷性気胸もあるけどな．

尚子：CT撮影した方がいいですね．

—— 尚子は患者を診察室に入れて，外傷性気胸であること，CT撮影をした方がよいことを説明した．胸部CT撮影のために，患者はもう一度検査室へ向かった．

CTで骨折が見えた

——数分後，胸部CT画像（図4）を確認する尚子と翔平。

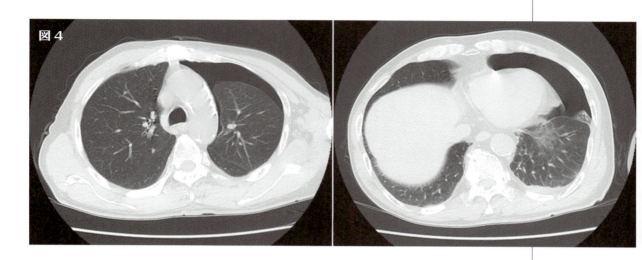

図4

尚子：気胸ですね。

翔平：肋骨骨折はどうや？

尚子：3D-CT（図5）をみると…，あっ，この方向（図6）からだけ骨折がわかります。こんなんでも気胸になるんや！

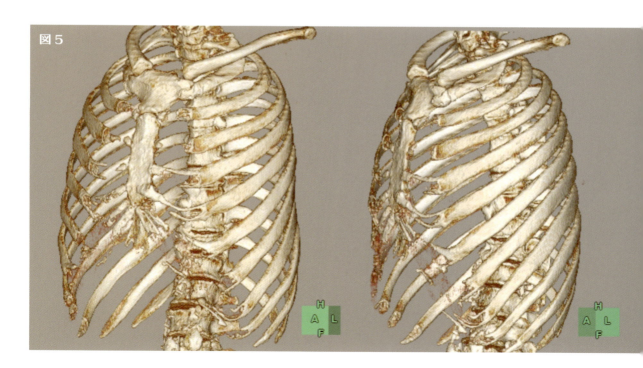

図5

翔平：転位はあらへんな．気胸も保存療法でええと思うけど，入院してもろて経過を診ることにしよ．

―― 尚子は，患者に病状を説明して，入院の指示を出した．珠子ナースが入院の手続きを説明し，患者を連れて行った．

尚子：肋骨骨折を疑う場合には，肋骨の2方向撮影に加えて胸部正面も撮影した方がいいん？

翔平：そうやなぁ．整形の先生は肋骨2方向だけ撮影しはる先生もいるけど，胸部正面も撮っといた方がええやろう．今のケースは，肋骨撮影でもよく見ると気胸の所見があるんやけど，胸部正面の方が気胸はわかりやすいしな．

尚子：CTもルーチンに撮影すべきなんですか？

翔平：今日，2人の肋骨骨折の患者さんを診たからわかるやろうけど，肋骨骨折を単純X線だけで診断するのは，けっこう難しいやろう．

尚子：ほんま難しいわ．CTでもわかりづらいのもあるし．

翔平：肋骨骨折も気胸もCTやったらほぼ一発でわかるけど，全例に撮影するのはどうかな．被曝量や医療コストの問題もあるしな．

尚子：まずは，肋骨2方向と胸部正面を撮って，それ以上の検査をするかどうかは，ケース・バイ・ケースってところですかね．

翔平：そんな所やろうな．肋骨骨折そのものは，保存療法で治癒するわけやしな．

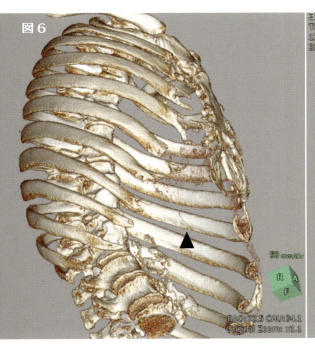
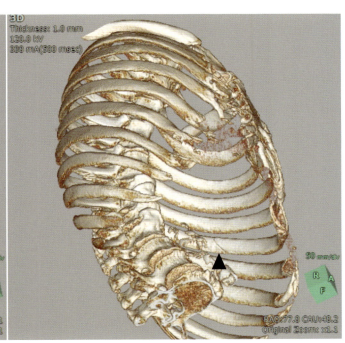

図6

7 脊柱・体幹 | 症例4

高齢女性の背部痛

80歳，女性。以前から腰背部痛はあったが，特に背部痛が強くなり，娘とともに来院した。

X線所見

―― 研修医・万里小路尚子は病歴を聴取し，X線写真をオーダーした。珠子ナースの案内で，患者はレントゲン室へ向かった。やがて，電カルのPACS画面にX線写真が表示された（**図1**）。

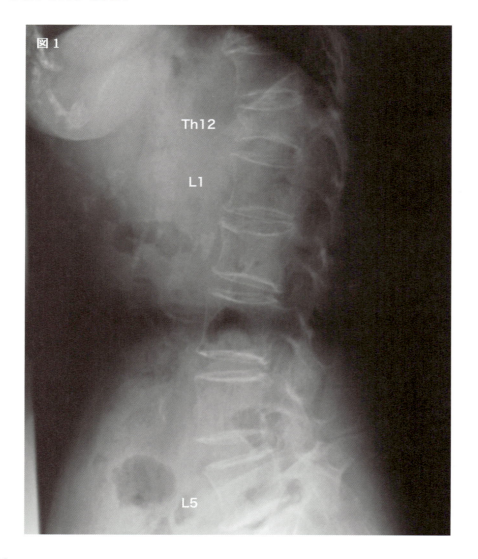

図1

翔平：どんな具合や。

尚子：80歳，女性。主訴は腰背部痛です。以前から腰背部痛はあったそうなんですが，今朝から特に背部痛がひどくなって来院したという現病歴です。

翔平：既往歴や併存症は？

尚子：高血圧で内服中です。薬の名前はわからないそうです。お薬手帳も忘れたって。

翔平：局所所見は？

尚子：胸腰移行部あたりの疼痛が強いです。安静痛は大したことないですが，運動痛があります。PVM（傍脊柱筋）は軽い圧痛がある程度です。棘突起の叩打痛は，あるような，ないような。下肢筋力は弱いですが，年齢が80歳なんでこんなものかな。感覚障害はないです。PTR（膝蓋腱反射）もATR（アキレス腱反射）も弱いですが，左右差はないです。

翔平：神経学的異常所見はない。X線写真は？

尚子：胸腰椎移行部から腰椎の正面と側面，あと骨盤正面を撮影しました。撮影したのは私じゃなくて放射線技師さんですけど。

翔平：ほんで，所見は？

尚子：Th12とL2の圧迫骨折（椎体骨折）やと思います。L2は骨折って言っていいかどうか，少々悩んでるんやけど…。

椎体骨折の評価基準

翔平：『整形虎の巻』に椎体骨折について書いてなかったか？

——珠子ナースが，『虎の巻』を尚子に手渡す。

尚子：珠ちゃん，ありがとう。えーと，椎体骨折評価基準ってこれやね。半定量的評価法（SQ法）っていうのは，わかりにくいですね。私は，こっちの定量的評価法（QM法）のほうがしっくりきます。

——尚子は，じっくりと『虎の巻』を読み込んだ。

尚子：要は，椎体の変形には2種類あるってことだね。前方が潰れるのと，中央が潰れるのがある。そこで，この潰れ方を定量的に評価しようってわけやね。

翔平：せやな。

尚子：椎体高を前方（A），中央（C），後方（P）の3つに分ける。前方が潰れて台形になる。台形の具合を評価するのに，C/PとA/Pを使う。当然，前の方がよ

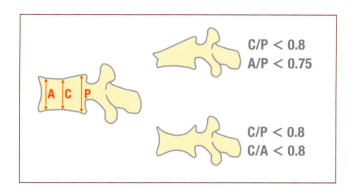

　　く潰れるから，椎体骨折かどうかのカットオフ値は A/P の方が小さくなる。C/P < 0.8 か A/P < 0.75 で椎体骨折と定義するわけですな。

翔平：急にスイッチが入ったみたいやな（笑）

尚子：中央が潰れて魚椎変形みたいになっているやつは，前方と後方を比較しても意味がないので，中央部がどれだけ圧壊したかで評価する。台形に潰れた状態と整合性をとるとすれば，カットオフ値は C/P < 0.8 と C/A < 0.8 になる。

翔平：せやで。要するに，キーとなる数値は，中央の陥没 20％以上ってことだ。あとは覚えなくても推測できる。

椎体骨折評価基準（2012 年度改訂案）

椎体骨折の判定は以下のいずれかの方法で行う。

椎体骨折により生じる椎体変形を胸椎・腰椎側面エックス線像で判定する方法

Ⅰ　定量的評価法（Quantitative Measurement：QM 法）

図に示す測定を行い，C/A，C/P のいずれかが 0.8 未満，または A/P が 0.75 未満の場合を椎体骨折と判定する。椎体の高さが全体的に減少する場合（扁平椎）には，判定椎体の上位または下位の A，C，P よりおのおのが 20％以上減少している場合を椎体骨折とする。
（原発性骨粗鬆症診断基準（1996 年度版）：日本骨代謝学会誌 1997；14：219-33）

Ⅱ　半定量的評価法（Semiquantitative Method：SQ 法）

図と対照してグレード 0 から 3 までに分類し，グレード 1 以上にあてはまる場合を椎体骨折と判定する。
（Genant HK, et al. *J Bone Miner Res* 1993；8（9）：1137-48）

【付記】
1) エックス線像の読影では椎体の傾斜や椎体の立体的構造を考慮することが重要である。
2) 骨折治療の観点からは上記の椎体変形を認めなくても以下のいずれかにあてはまれば椎体骨折と判定できる。
　①エックス線写真上（正面像も含む），明らかに骨皮質の連続性が断たれている場合
　② MR 矢状面像の T1 強調画像で，椎体に限局してその一部が帯状あるいはほぼ全部が低信号の場合（STIR 像では同領域にほぼ一致して高信号を認める場合）

骨粗鬆症の治療も忘れずに

――珠子ナースが，患者さんと娘さんを連れて戻ってきた。

翔平：レントゲン検査の結果，背骨の骨が2ヵ所骨折してますねん。
患者：骨折ですか！

――尚子が，画面に映し出されたX線写真で折れている部分を指し示した。

翔平：骨折いうても，腕や脚の骨みたいにバキッと真っ二つに折れるんではないんですわ。背骨の骨は，硬いスポンジみたいな構造になっとるんです。それで，バキッと折れるちうより，グチャッと潰れるように折れるんですわ。
娘：潰れるんですか…
翔平：そうですわ。レントゲン写真では，2ヵ所骨折しているように見えるんですが，2つとも最近骨折したものかどうかはわからんのです。
患者：前から折れてたってことでしょうか？
尚子：テレビとかで，骨粗鬆症による「いつの間にか骨折」ってやってるの見たことありませんか？
娘：あー，あれですか。ほら，お母さんこの前テレビで見たわよね。
尚子：女性はホルモンの関係で，高齢になると骨が弱くなるんです。それで，ちょっとしたことで背骨が折れてしまうんです。普通，骨折したら痛いと思われるでしょうけど，あんまり痛みがない人もいらっしゃるんです。
娘：それで，いつの間にか折れてるってことになるんですね。

翔平：せやから，レントゲンで2ヵ所骨折があっても，ひょっとしたら1ヵ所または両方とも，前からあった骨折かもしれませんねん。でも，今回はけっこう痛いっておっしゃってるので，新たに骨折したんかもしれませんねん。
娘：新しい骨折かどうか，わからないってことですか。
翔平：レントゲン写真では，新しい骨折か古い骨折かの区別がつかないんですわ。MRIっていう検査をやったら，区別できます。もし希望されるんやったら検査入れますけど，どうされますか？
患者：痛い検査ですか？
翔平：痛くはないです。寝てたらいいだけですわ。ガンガンって音がしてちょっとうるさいですけど。
患者：あんた，どうしたらいいと思う。
娘：やってもらいましょうよ。

翔平：わかりました。尚子先生，MRIオーダーしておいて。
尚子：了解です。

翔平：新しい骨折やったら，しっかりしたコルセットを作って固定したり，手術することもあるんですけど，古い骨折やったら柔らかいコルセットで十分ですわ。今のところは，どっちかようわからんので，柔らかいコルセットを出しておきますので，それで固定しておきましょう。
患者：わかりました。痛み止めも，もらえますか？
尚子：痛み止めも出しておきましょうね。さっき，お伺いしたときは，高血圧のお薬だけ飲んでられるってことでしたけど，胃腸は悪いっていわれたことないですか？
患者：ありません。
尚子：痛み止めのお薬で胃を悪くされる人がいますので，もし，お薬飲んで胃が痛くなるようならすぐに病院へ連絡してくださいね。あと，湿布薬も出しておきますね。
患者：ありがとうございます。

翔平：それと，骨粗鬆症のお薬は飲まれていないんですね。
患者：飲んでません。
翔平：骨粗鬆症の治療もされた方がいいと思います。脊椎の骨折の経過もみないといけないので，MRI検査が終わったら，あとは整形外科で診てもらうように予約とっておきますわ。
娘：　わかりました。

7 脊柱・体幹 ｜ 症例5

鎖骨骨折

20歳，女性。大学の女子サッカー部。接触プレーで転倒して右肩を打撲した。受傷直後から右鎖骨部の変形と疼痛があり，救急受診した。

―― 研修医・万里小路尚子は，患者を診察した。右鎖骨部の変形が著しい。骨折した断端部が皮膚をかなり突き上げている。右鎖骨部の疼痛は強いが，幸い上肢には運動麻痺も感覚障害もない。尚子は，鎖骨が骨折していると思われるのでX線撮影が必要であることを患者に伝えた。

珠子：鎖骨骨折ですね。手術になりそうですか？
尚子：けっこう転位が大きそうなので，手術かもね。
珠子：亮一師匠と相談ですね。

―― 尚子は院内PHSで指導医の猪熊亮一を呼び出した。X線写真（図1）が出来上がる頃，亮一も診察室へ駆けつけた。

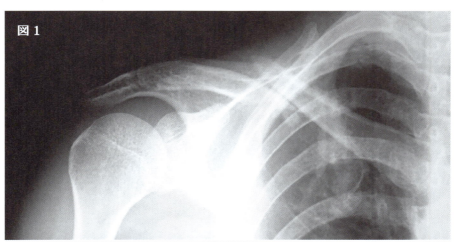
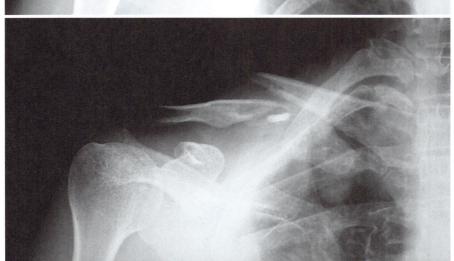

図1

尚子：けっこう転位が大きいですね。

亮一：そうだな。鎖骨骨折以外には問題ないのか？

尚子：問題ありません。鎖骨バンド固定でいいですか。

亮一：いいだろう。

尚子：手術ですかね。

亮一：転位が大きいので手術がいいだろう。

尚子：わかりました。明日，整形を受診してもらいます。

──尚子は患者を診察室に入れ，鎖骨バンド（図2）で患者の鎖骨骨折を固定した。そして，手術が必要になるので，明日，整形外科を受診して手術の日程を決めてもらうことを伝えた。

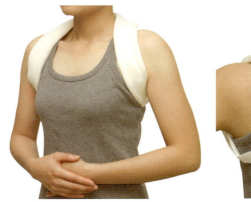 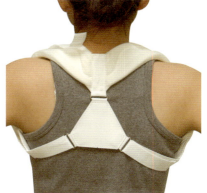

図2　鎖骨バンド

鎖骨骨折の手術適応は？

尚子：鎖骨骨折は癒合しやすいから，あまり手術しないんですよね。

亮一：以前はそう考えられていた。ところが，よーく調べてみると，合併症の頻度はみんなが考えていたのより高いようだ。

尚子：保存療法で，偽関節の発症率は1％以下って書いてある本もありました。

亮一：昔はそう言われてたんだけど，転位がある鎖骨骨折の癒合率は，意外に低いんじゃないかな。偽関節の発症率は最大で15〜25％くらいって報告がある。

尚子：ぎょえー，けっこうつかないんや。

亮一：特に大きな転位がある骨折は，偽関節になりやすい。症状がない偽関節も多いけどね。

尚子：手術適応の基準はどれくらい？

亮一：そうだな，指1本くらいかな。それより大きく転位していたら手術することが

多いな。

尚子：了解です。保存療法は鎖骨バンドでいいんですよね。

亮一：三角巾と，どれくらい効果が違うかは，わからないんだけどね。

鎖骨遠位端骨折は癒合しにくい

尚子：肩の近くで骨折したのは癒合しにくい，って聞きました。

亮一：遠位端骨折のことだな。鎖骨骨折の85％は中1/3で，15％は遠位端骨折だ。転位のない骨折を含めても，遠位端骨折の保存療法での偽関節発生率は50％以上と言われている。骨癒合させるためには，手術を選択するのが理にかなっている。

尚子：鎖骨遠位端骨折は手術した方がいい，と。

亮一：あくまで，骨癒合を得るためには手術しないといけないってことだ。癒合しなくても大した症状は残らないので，保存療法でいいって言ってる人もいる。

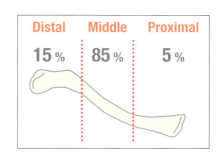

図3　左鎖骨遠位端骨折の例

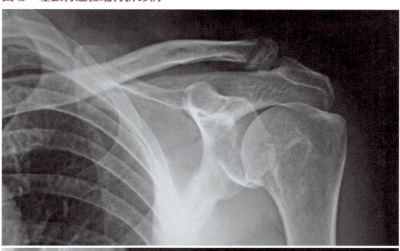

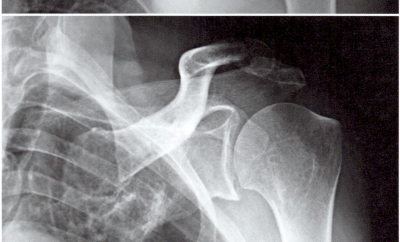

尚子：ふーん。なかなか難しいね。

亮一：ただ，交通事故と労災事故の遠位端骨折は，積極的に手術すべきだと個人的には思っている。

尚子：どうして？

亮一：偽関節だと「症状固定」の時期が決めにくくなるからだ。

尚子：いつまで治療したらいいか，わからなくなるってことか。

亮一：「症状固定」については知ってるのか？

尚子：翔ちゃんに，しっかり教えてもらったから大丈夫です。

亮一：それならいいだろう。

「症状固定」
259 ページ

ア

アキレス腱断裂	109
アキレス腱反射	273
圧迫骨折	253
アネステジア	245
アライメント	61
アルフェンス・シーネ	222
アントンセン法	77
烏口鎖骨靱帯	162
内がえしテスト	90
腋窩神経麻痺	135
壊死性筋膜炎	67
エセックス・ロプレスティ分類	123
エンドポイント	39
オーバーラッピング・フィンガー	221
オタワ・アンクル・ルール	84

カ

開口位正面像	246
外傷性気胸	269
外側側副靱帯（膝関節の）	35
外側側副靱帯（足関節の）	90
── 損傷	92
外側半月損傷	48
外反陥入型骨折	7
外反ストレステスト	40
仮骨	264
下垂指	239
下垂手	237
下前腸骨棘	31
肩関節後方脱臼	156
肩関節周囲炎	147
肩関節前方脱臼	132, 136
肩関節脱臼	130
肩腱板炎	148
滑液包	149
── 炎	66
化膿性滑液包炎	67
果部骨折	114
感覚障害	245
関節血症	38, 50, 169
関節上結節	146
関節上腕靱帯	139
関節唇靱帯複合体	138
関節水症	38
関節穿刺	49
関節内骨折	71
関節包	171
環椎骨折	252
ガンマネイル	24
気管後腔	255
偽関節	20, 280
気胸	269
基節骨骨折	225
ギプス	63
── シーネ	64, 88
── 障害	64
急性塑性変形	186
胸骨骨折	263
局所静脈麻酔	209
棘突起骨折	252
距骨下関節	119
距骨傾斜角	91
距踵関節	119
距腿関節脱臼	115
魚椎変形	274
脛骨結節	35
脛骨後方落ち込み徴候	41, 52
脛骨骨幹部骨折	61
脛骨粗面	35
脛骨プラトー骨折	71
頚髄	244
頚椎骨折	252
頚椎捻挫	251
外科頚骨折	153
血腫内麻酔	209
結節間溝	146
肩甲骨Y撮影	128
肩鎖関節脱臼	161
肩鎖靱帯	162
肩峰下滑液包	149

索引

腱板炎	148
腱板損傷	136
後遺障害等級認定	260
後咽頭腔	255
後距腓靱帯	90
後骨間神経麻痺	197, 239
後斜靱帯	43
後十字靱帯	35
── 損傷	51
後方落ち込み徴候	41
後方引き出しテスト	40
鈎骨折	232
鈎突窩	170
股関節痛	26
骨化中心	179
コックアップ・スプリント	238
骨性バンカート病変	139
骨接合術	13
骨粗鬆症	29, 277
骨端線	142
── 損傷	142, 186
骨頭壊死	20
コットン・ローダー肢位	208
骨皮質	61
骨梁	62
コレス骨折	206
コンパートメント症候群	176

サ

鎖骨遠位端骨折	281
鎖骨骨折	185, 279
鎖骨バンド	280
三角巾	136
三角靱帯	75
サンダース分類	124
シーネ	88
歯突起骨折	252
脂肪体	170
膝蓋下滑液包	66
膝蓋腱反射	273
膝蓋骨	38
── 骨折	54
膝蓋靱帯	35, 55
膝蓋前滑液包	66
膝蓋跳動	38
尺骨茎状突起骨折	213
尺骨骨幹部骨折	197
尺骨プラス変異	212
ジャクソン・テスト	249
舟状骨5方向撮影	230
舟状骨骨折	229
シュガートング・スプリント	89, 216
手根骨骨折	232
踵骨関節内骨折	121
踵骨骨折	117
踵骨裂離骨折	111
踵腓靱帯	75, 90
症状固定	259
掌側シーネ	238
ショート・フェモラル・ネイル	24
ショーファー骨折	206
上前腸骨棘	31
上腕骨顆上骨折	174
上腕骨近位端骨折	152, 185
上腕骨頚部骨折	151
上腕二頭筋長頭腱断裂	144
ジョーンズ骨折	105
ショパール関節	94
伸筋支帯	55
神経根	244
人工骨頭置換術	13
新鮮骨折	275
靱帯損傷	90
伸展テスト	249
髄内釘	24
スカイライン・ビュー	37
スカルパ三角	5
スティムソン法	133
ストレス撮影	91
ストレステスト	90
スパーリング・テスト	249
スミス骨折	206

スライディング・ヒップ・スクリュー	24
3D-CT	264, 270
脆弱性骨折	154, 253
成長線	142
脊髄神経	244
脊椎圧迫骨折	253
石灰沈着性腱板炎	148
ゼロポジション牽引法	132
前距腓靱帯	75, 90
前骨間神経麻痺	240
前十字靱帯	35
── 損傷	47
前方引き出しテスト	39, 90
創外固定	115
爪下血腫	222
爪根脱臼	222
足関節果部骨折	114
足関節捻挫	82
続発性骨粗鬆症	29

タ

第5中足骨基部骨折	102
帯状疱疹	266
大腿骨頚部外側骨折	3
大腿骨頚部骨折	6
大腿骨頚部内側骨折	3
大腿骨転子部骨折	17
大腿三角	5
脱臼骨折	137
短下肢ギプス	63
弾性包帯	87
恥骨骨折	29
遅発性骨頭陥没	20
肘関節脱臼	188
肘頭窩	170
肘頭骨折	192
肘内障	181
中手骨骨折	217
中節骨骨折	223
中足骨骨折	98, 102
長下肢ギプス	63

椎体骨折	253, 273
ディセステジア	245
テーピングパッド	87
デパルマ法	190
デルマトーム	245
転子間骨折	23
転子部骨折	17
テンション・バンド・ワイヤリング	59
橈骨遠位端骨折	205, 235
橈骨傾斜角	211
橈骨神経麻痺	196, 237
橈骨粗面	146
橈骨頭骨折	172
橈骨頭脱臼	195
橈骨動脈	175
トーラス骨折	186, 235
トンプソン・テスト	111

ナ

内側側副靱帯	35
── 損傷	43
内反ストレステスト	40
軟部組織	63
二次骨化中心	179
二分靱帯	75
捻挫	90

ハ

バートン骨折	206
ハイパーエステジア	245
肺紋理	269
バストバンド	136
バディ・テーピング	223
パレステジア	245
バロットマン	39
バンカート病変	139
半月損傷	45, 48
反復性脱臼	138
ピアノ・キー・サイン	161
膝伸展装具	58
非ステロイド性抗炎症薬	100

ヒペステジア	245
ヒル・サックス病変	135, 140
疲労骨折	29
フィンガートラップ	209
フォーク状変形	205
フォルクマン拘縮	176
複合性局所疼痛症候群	208
分裂膝蓋骨	60
ベーラー角	123
ヘルニア	244
変形性頚椎症	255
蜂窩織炎	67
ボクサー骨折	217

マ

マクマレー・テスト	41
末節骨骨折	222
マレット指	223
モンテジア骨折	196

ヤ

有鈎骨骨折	232
腰髄	244
腰背部痛	273

ラ

ラウエンシュタイン法	4
ラセーグ・テスト	249
ラックマン・テスト	39
リスフラン関節	94
——捻挫	98
輪状靭帯	183
ルシュカ関節	255
裂離骨折	31
ロッキング	45
肋骨骨折	261, 268

ワ

若木骨折	186, 234
腕神経叢損傷	136
腕神経叢ブロック	209

欧文

ACL：anterior cruciate ligament	35
——損傷	47
acute plastic deformation	186
anatomical snuffbox	228
anesthesia	245
anterior drawer test	39
anterior humeral line	166, 177
Anthonsen 法	77
ATR：Achilles tendon reflex	273
Bankart 病変	139
Barton 骨折	206
Böhler 角	123
buckle fracture	186
buddy taping	223
Colles 骨折	206
costphrenic angle	269
Cotton-Loder position	208
CRPS：complex regional pain syndrome	208
De Palma 法	190
dorsal tilt	211
drop finger	239
drop hand	237
dysesthesia	245
Essex-Lopresti 分類	123
extension block	226
fat pad sign	166, 170
Garden 分類	10
Gartland 分類	176
glenohumeral ligament	139
Hill-Sachs 病変	135, 140
hyperesthesia	245
hypesthesia	245
Jackson test	249
Jones 骨折	105
Kager's fat pad	97
L 字型シーネ	89
Lachman test	39
Lasègue test	249